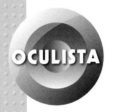 編集企画

JN115585

　角膜疾患に対して病的な部分を置換する角膜パーツ移植という概念は定着しているが，近年ではさらに細分化が進んでいる.

　特に角膜内皮の異常に対しては，オランダ人眼科医 Melles が PLK（posterior lamellar keratoplasty），DSEK（descemet stripping endothelial keratoplasty）を考案し，その後 Gorovoy らが現在のマイクロケラトームを使用した DSAEK に改良することで世界的に普及した. さらに，Melles らは DMEK を新たに考案し，フックス角膜ジストロフィを中心に視機能のさらなる改善を得るに至り，現在世界中で広まった術式となっている. また，本邦からは培養角膜内皮の移植が，イスラエルからは人工内皮も報告されている.

　研究開発が治療につながりやすいのは角膜分野の強みであろう. 本邦からは研究開発から生まれたイノベーションが臨床応用されている. 培養内皮や培養上皮はすでに商品化され，iPS 移植も臨床応用されている.

　円錐角膜に対する外科的治療も全層角膜移植（penetrating keratoplasty：PK）だけでなく，同等の視機能が期待でき，拒絶反応などの合併症の少ない深層層状角膜移植（deep anterior lamellar keratoplasty：DALK）はすでに日本国内で行われている. 近年では進行を抑制・停止させることで，角膜移植をできるだけ回避することに貢献できる角膜クロスリンキング治療も普及してきた. 世界中ではインド発の corneal allogenic intrastromal ring segments（CAIRS）や，Melles の開発した Bowman 膜移植が DALK や PK の適応とするには早い初期〜中期円錐角膜に対して行われている.

　このように，現在の角膜移植手術は適応疾患から手術方法まで多岐にわたっており，古典的な術式から最先端の術式まで角膜専門医や角膜を専門とされない先生方に幅広く知っていただきたく，今回整理させていただくことにした.

　角膜移植の基本である全層角膜移植術に関しては東京大学の小野　喬先生・宮井尊史先生に基本手技やセットアップを中心に執筆いただき，その応用編として全層角膜移植と白内障同時手術やレンズ縫着手術に関して東京歯科大学の笠松広嗣先生・山口剛史先生に熟練者の手術のコツについて執筆をお願いした.

　緊急手術で行うことが多い角膜穿孔や輪部デルモイド，難治性再発翼状片などに対しては周辺部の表層角膜移植（lamellar keratoplasty：LKP）が適応となる. すべての角膜専門医に必要な手技と思われ，久留米大学の門田　遊先生に治療症例とともにご紹介いただいた.

　深層層状角膜移植は熟練者でも再現性のある手術を行うことが困難である. 日本大学の清水俊輝先生に合併症への対応まで含めて詳細な執筆をお願いした.

　南青山アイクリニックの加藤直子先生には，近年欧米を中心に適応が拡大している円錐角膜に対するボーマン層移植について自験例をもとに解説していただいた.

　角膜内皮移植は本邦で普及しているものは DSAEK，DMEK であるが，手術や術後管理には多くのコツがあり，大阪大学の吉永　優先生・相馬剛至先生，バプテスト眼科クリニックの脇舛耕一先生，金沢大学の横川英明先生・小林　顕先生の各エキスパートにお願いした.

　上皮の外科的治療には希少疾患の理解や研究結果の活用が重要となる. 大阪大学の大家義則先生，東京歯科大学の冨田大輔先生といずれも経験豊富な先生にお願いした. これを機会に治療オプションを整理していただいた.

　本稿がすべての眼科医の先生方の知識の整理に役立てば幸いである.

2023 年 11 月

林　孝彦

KEY WORDS INDEX

WRITERS FILE

(50音順)

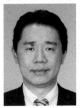

大家　義則
（おおいえ　よしのり）

2001年	大阪大学卒業　同大学医学部附属病院眼科，研修医
2003年	大阪労災病院眼科，医員
2006年	大阪大学医学系研究科博士課程入学
2007年	東北大学へ国内留学
2010年	大阪大学医学系研究科博士課程修了　東北大学病院眼科，医員
2011年	大阪大学医学部附属病院眼科，医員
2013年	同大学大学院脳神経感覚器外科学（眼科学），特任助教
2014年	同，助教
2015年	同，学部内講師

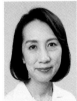

加藤　直子
（かとう　なおこ）

1990年	金沢大学卒業
1993～95年	エアランゲン・ニュルンベルグ大学眼科留学
1996年	金沢大学大学院修了　東京歯科大学市川総合病院眼科，研究員
1999年	南青山アイクリニック
2002年	東京歯科大学市川総合病院眼科，非常勤講師
2005年	慶應義塾大学眼科，非常勤講師
2009年	日本医科大学武蔵小杉病院眼科，助教
2011年	防衛医科大学校眼科，講師
2015年	埼玉医科大学眼科，准教授
2018年	南青山アイクリニック
2019年	横浜市立大学眼科，客員准教授
2020年	東海大学眼科，客員准教授

門田　遊
（もんでん　ゆう）

1989年	久留米大学卒業
1990年	同大学眼科入局
1994年	武蔵野赤十字病院眼科，医員
1995年	東京歯科大学市川総合病院眼科（国内留学）
1996年	久留米大学眼科，助手
2003年	同，講師
2011年	同，准教授
2017年	同，教授（眼科移植再生医療担当）

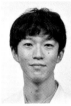

小野　喬
（おの　たかし）

2012年	東京大学卒業
2014年	同大学医学部附属病院眼科
2015年	宮田眼科病院
2017年	同，副医局長
2018年	東京大学医学部附属病院眼科，病院診療医
2018～22年	同大学大学院医学系研究科外科学専攻博士課程
2020年	日本学術振興会，特別研究員
2023年	東京大学医学部附属病院眼科，助教

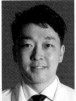

清水　俊輝
（しみず　としき）

2012年	琉球大学卒業
2014年	同大学眼科学講座入局
2016年	横浜市立大学眼科入局　横浜南共済病院眼科
2019年	日本大学視覚科学系眼科入局
2023年	同，助教

横川　英明
（よこがわ　ひであき）

1998年	金沢大学卒業　同大学眼科入局
1999年	福井県済生会病院眼科
2005年	金沢大学眼科
2011年	同，助教
2015年	米国オレゴン医科大学眼科およびDevers Eye Institute 留学
2023年	金沢大学附属病院眼科，病院臨床准教授

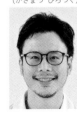

笠松　広嗣
（かさまつ　ひろつぐ）

2015年	信州大学卒業
2017年	同大学眼科入局
2018年	長野赤十字病院眼科
2021年	東京歯科大学市川総合病院眼科
2022年	同，助教

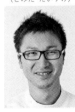

冨田　大輔
（とみだ　だいすけ）

2005年	近畿大学卒業
2007年	名古屋大学眼科入局
2011年	同大学大学院修了　東京歯科大学市川総合病院国内留学
2013年	同大学眼科，助教
2020年	同，講師

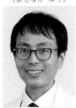

吉永　優
（よしなが　ゆう）

2009年	大阪市立大学卒業
2011年	大阪大学眼科入局
2012年	淀川キリスト教病院眼科
2015年	大阪大学大学院医学系研究科博士課程入学
2021年	同大学医学部附属病院眼科，医員
2022年	同大学医学博士授与　同大学医学部附属病院眼科，特任助教

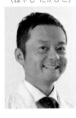

林　孝彦
（はやし　たかひこ）

2003年	岡山大学卒業
2004年	横浜市立大学眼科入局
2006年	東京大学角膜組織再生医療講座
2007年	横須賀共済病院眼科，医員
2011年	東京歯科大学市川総合病院眼科
2014年	横浜南共済病院眼科，医長　横浜市立大学眼科，非常勤講師
2016年	自治医科大学眼科，非常勤講師　聖マリアンナ医科大学眼科，非常勤講師
2021年	日本大学眼科，准教授

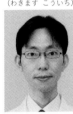

脇舛　耕一
（わきます　こういち）

2000年	京都府立医科大学卒業　同大学眼科入局
2001年	国立舞鶴病院（現舞鶴医療センター）眼科
2004年	公立山城病院（現京都山城総合医療センター）眼科
2006年	バプテスト眼科クリニック
2008年	井出眼科病院
2009年	バプテスト眼科クリニック
2017年	同，診療部長

Step up! 角膜移植術アップデート

編集企画／日本大学准教授　林　孝彦

Monthly Book
OCULISTA
編集主幹／村上　晶　　高橋　浩　　堀　裕一

No.130 / 2024.1 ◆目次

CONTENTS

「OCULISTA」とはイタリア語で眼科医を意味します．

Monthly Book OCULISTA
創刊 5 周年記念書籍

好評書籍

すぐに役立つ
眼科日常診療のポイント
―私はこうしている―

■編集　大橋裕一(愛媛大学学長)／村上　晶(順天堂大学眼科教授)／高橋　浩(日本医科大学眼科教授)

日常診療ですぐに使える！
診療の際にぜひそばに置いておきたい一書です！

眼科疾患の治療に留まらず、基本の検査機器の使い方から
よくある疾患、手こずる疾患などを豊富な図写真とともに
詳述！患者さんへのインフォームドコンセントの具体例を
多数掲載！

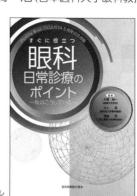

■2018 年 10 月発売　オールカラー　B5 判
　300 頁　定価10,450 円(本体 9,500 円＋税)
　※Monthly Book OCULISTA の定期購読には含まれておりません

Contents

全日本病院出版会　〒113-0033 東京都文京区本郷 3-16-4　Tel:03-5689-5989
www.zenniti.com　Fax:03-5689-8030

MB OCULI. No. 130：1－5, 2024

特集／Step up! 角膜移植術アップデート

角膜上皮幹細胞疲弊症に対する輪部移植のアップデート

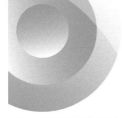

冨田大輔*

Key Words：輪部幹細胞移植(limbal stem cell transplantation)，自己輪部移植(limbal autograft transplantation)，他家輪部移植(limbal allograft transplantation)，角膜上皮幹細胞疲弊症(limbal stem cell deficiency)

Abstract：輪部幹細胞移植(limbal stem cell transplantation：LT)は角膜上皮幹細胞疲弊症に伴う瘢痕性角結膜炎に対する治療の1つである．移植に必要なドナーに関しては，①自己輪部移植(limbal autograft transplantation)，②他家輪部移植(limbal allograft transplantation)がある．自己輪部移植はその特色として，拒絶反応が起こらない等といったメリットがある反面，片眼性の症例だけが適応であることや，複数回施行できないというデメリットもある．そのため，手術の際には術前の涙液や眼瞼の状態等，広く評価し，治療計画を立てていく必要がある．一方で，他家輪部移植は拒絶反応を抑制するために術後の免疫抑制剤の使用は必須であり，それでも予後は決してよくない．この稿では，輪部幹細胞移植の術前検査や診察のポイント，手術方法や術後管理について報告する．

輪部幹細胞移植の特徴

　角膜輪部に存在する角膜上皮幹細胞が，外傷や熱傷，眼類天疱瘡(mucous membrane pemphigoid：MMP)，Stevens-Johnson 症候群(SJS)等により広範囲に障害され，輪部機能不全(limbal stem cell dysfunction：LSCD)に陥ると，慢性的な角結膜上皮障害・角化・結膜化が生じ，著しく視機能を障害する．

　LSCD が重症化すると，点眼や治療用ソフトコンタクトレンズ等，保存的治療等では改善せず，幹細胞移植が必要となる．そのなかでも，輪部幹細胞移植(limbal stem cell transplantation：LT)に必要なドナーで分類すると，①自己輪部移植(limbal autograft transplantation)，②他家輪部移植(limbal allograft transplantation)がある．ど

ちらの術式を選ぶか，という点で大事なことは，LSCD が両眼性か，片眼性か？　ということである．LSCD の原因疾患については表1に記載するが，両眼性の場合には他家輪部移植，片眼性の症例には自己輪部移植，あるいは他家輪部移植が適応となる．

　自己輪部移植に関しては，1989 年に Kenyon らによって初めて報告された．表1に挙げた原因疾患のなかでも，特に多い適応疾患は化学傷・熱傷等である．その後，1990 年代になり，SJS や MMP 等，両眼性疾患に対する輪部幹細胞移植として，他家輪部移植が施術されるようになった．2000 年代初頭には培養技術の進歩により，培養上皮シート移植が可能となった．

輪部幹細胞移植の術前検査

　最も有用であり，簡便な検査が，細隙灯顕微鏡での観察である．角膜周辺より結膜上皮の迷入を

* Daisuke TOMIDA，〒272-8513　市川市菅野 5-11-13　東京歯科大学市川総合病院眼科，講師

表 1. 輪部機能不全の原因疾患

	分類	疾患名
両眼性が多い疾患	炎症性	Stevens-Johnson 症候群, 中毒性表皮壊死症, 眼類天疱瘡
	先天性	先天無虹彩症, 膠様滴状角膜ジストロフィ
片眼性が多い症例	外傷性	角膜化学傷・熱傷, 薬剤性, 放射線, 紫外線
	腫瘍性	結膜上皮内新生物(CIN), 輪部扁平上皮癌
	幹細胞疲弊症	長期の角結膜炎(コンタクトレンズ装用, ヘルペス角膜炎), 水疱性角膜症

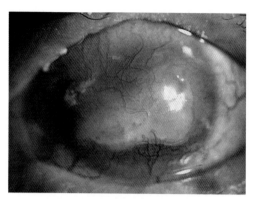

図 1. SJS 患者の細隙灯顕微鏡写真
全周から結膜と血管新生の迷入を認める.

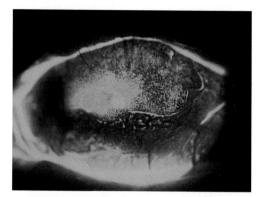

図 2. 図1の患者のフルオレセイン染色
角膜上すべてにおいて結膜上皮の迷入を認める.

表 2. 術前に観察すべきポイント

評価ポイント	観察すべきポイント
輪部機能	Palisades of Vogt(POV)の有無 フルオレセイン染色像(図2)
涙液動態	涙液メニスカスの高さ 涙点の有無 角結膜上皮障害
角膜	実質の性状(混濁, 菲薄化) 上皮の状態(浮腫, 潰瘍, SPK) 結膜侵入の程度
結膜	線維化・瘢痕の程度 瞼球癒着・結膜嚢短縮の有無 炎症・感染の有無
眼瞼	睫毛乱生の有無 瞼縁の角化・炎症の程度 瞬目不全 眼瞼(内反・外反)

SPK：点状表層角膜症

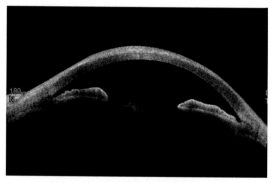

図 3. 図1, 2の患者の前眼部 OCT
分厚い結膜上皮の下には比較的混濁の少ないと
思われる角膜実質があることがわかる.

認め, 血管侵入を認める(図1). 特に, フルオレセイン染色を用いることで, 角膜上皮の表現型や上皮障害の有無が確認でき, 必須の検査である(図2). 表2は評価のポイントを挙げた. これらの項目は, 手術適応を決めるだけでなく, 術後の予後にも大きく影響を及ぼすため, 術前の把握と対策が必要である.

特に眼瞼内反症や外反症, 閉瞼不全等の眼瞼異常や睫毛乱生を伴っている症例が多く, これらは術後の安定性にかかわる要素となるので, 輪部移植を行う前には, これらに対して根治的治療を行うことが望ましい[1].

前眼部三次元光干渉断層計(前眼部 OCT)での評価も有用である. 図3に示すように, 角膜表面を覆う肥厚した上皮や, その下にある角膜実質の菲薄化や混濁の有無等も正確に評価でき, 術後の視機能を予想するうえで有用である(図3).

眼表面の安定に大事な要素に, 涙液量の低下や

表 3. 他家輪部角膜移植後の免疫抑制剤

1. 70 歳未満の場合		
デキサメサゾン	術翌日から 8 mg/day からの漸減投与	
a	シクロスポリン A	3 mg/kg から始め，トラフ 100 ng/ml 前後を 1 か月ぐらい保ち，その後漸減
b	タクロリムス	1 回 0.05 mg/kg を 1 日 2 回(0.1 mg/kg/day)12 時間ごとに経口投与．トラフ値は 1 か月までは 8 ng/ml．その後漸減し，3〜4 ng/ml を維持

老人や糖尿病等，全身疾患を有する患者には注意．主治医と相談のうえで必要性がある場合には慎重に投与

結膜嚢常在菌叢の変化・耐性菌の存在がある．そのため，シルマー試験紙法や結膜嚢培養検査をしておくことは，術後の角膜上皮の安定に非常に有用である．

　自己輪部移植に関しては，提供する健常眼の評価が大事になってくる．細隙灯顕微鏡検査では健常眼に問題がなくとも，障害の既往があった場合，輪部の予備能力が低下しており，輪部採取を契機にドナー眼に異常が生じる場合がある．そのため術前の評価は慎重に行い，場合によっては他家輪部移植を選択したほうが良い場合もある．

輪部幹細胞移植の周術期管理

　輪部幹細胞移植はドナー輪部から表層輪部上皮片を作成する．自己輪部移植であれば健常眼の残存機能を考慮し，上下 2 か所から摘出する．他家輪部移植の場合には，同じく上下 2 か所から，あるいは全周性に O 字に採取する．採取した移植片をホスト角膜輪部に移植する．その後に上皮再生の促進と保護目的に治療用ソフトコンタクトレンズを装用，あるいは術者の判断で羊膜被覆術を施行することもある．

1. 術後管理

　自己輪部移植では強力な免疫抑制は必要ないため，術後は抗生物質と消炎のためのステロイド点眼を使用する．必要に応じて，上皮化を促すために自己血清点眼やヒアルロン酸点眼を処方する．他家輪部移植の場合には先述の点眼だけでなく，免疫抑制が必要になる．当院での 1 例を表 3 に記載する[2]〜[4]．術後 1 か月は毎週，その後は 1〜2 か月に 1 度程度で副作用の有無・血中濃度をモニタリングする必要がある．免疫抑制剤の種類や併用に関してはさまざまな報告があるものの，免疫抑制剤の全身投与は他家輪部移植の長期予後には必

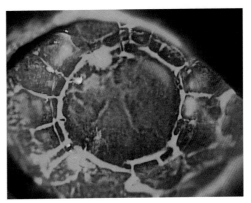

図 4. SJS 患者
デスメ膜瘤に対して，表層角膜移植と他家輪部移植を施行後，1 週間で上皮化

要であると考える[4]〜[6]．

2. 術後経過

　順調であれば 1 週間程度で角膜上皮化を得ることができる(図 4)．しかし，上皮化が得られず，欠損が増えていく場合には，何らかの問題が起こっている可能性があるため，適切な対策が必要である．特に，耐性菌等の確認，過剰な点眼薬による薬剤毒性，睫毛乱生等の眼表面を総合的に考える必要がある．

　術後の予後に影響を及ぼす因子は先述しているが，移植した組織の長期的な安定を考えると，術前からこのような因子に対する治療・対策を施行し，眼表面の環境整備をしておくことが非常に重要である．

3. 術後合併症

1) 術後早期合併症

　輪部移植単独あるいは羊膜移植併用であれば，大きな術中合併症が起こることは考えにくい．ただし，角膜移植や広範囲な結膜下増殖組織を除去する場合には，外眼筋の損傷やマイトマイシン C (MMC)併用等に関連した合併症の可能性は気をつける必要がある．

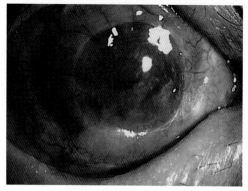

図 5. 図 4 の患者
半年後に下方の移植片の浮腫状変化，血管
の怒張を認め，拒絶反応と診断

最も頻度が多いものは，遷延性上皮欠損である．通常であれば，1 週間前後で輪部移植片上に角膜上皮が張り，そこから連続的に周辺に伸展していくはずであるが，もし上皮化が得られていない場合，どのような原因が挙げられるのかをきちんと把握して対処すべきである．最も注意すべき合併症は，縫合糸不全に伴う移植片の脱落である．強膜への通糸と縫合を確実にするのも対策の 1 つである．

自己輪部移植の場合の合併症に，ドナー採取眼のトラブルがある．通常，採取部位は若干の菲薄化を認めることはあるが，瘢痕形成や血管侵入等は通常伴わない．10% 程度で軽度の結膜の瘢痕化が生じることはあるが，偽翼状片形成等，眼表面への異常をきたすほどの症例はない．長期的な合併症で注意すべきは，ドナー採取眼の輪部機能不全である．ドナー採取により，輪部機能の予備能力を低下させている可能性があり，異常上皮の迷入等を認めた場合には，注意深く管理していく必要がある．

2）中期・長期合併症
a）拒絶反応

他家輪部移植の場合には，拒絶反応の危険性がある（図 5）．他家移植における上皮型の拒絶反応は全層角膜移植時の内皮型拒絶反応と同様に突然生じる．充血や移植片の浮腫状変化，上皮欠損の拡大には注意深く所見を確認する必要がある．拒絶反応を認めた場合には，直ちにステロイド，免疫抑制剤を投与する．

b）遷延性上皮欠損

最も頻度が高い合併症の 1 つに上皮障害が挙げられる．原因としては，ドナー移植片が正常に機能しない場合や，睫毛乱生・閉瞼不全等の機械的刺激，涙液分泌不全に伴うドライアイ，術後点眼による薬剤性上皮障害等，多岐にわたる．早期に対応しても遷延性上皮欠損を生じることがある．遷延性上皮欠損は角膜の融解や感染を起こす可能性があり，原因検索と適切な対応を施し，上皮修復を促す必要がある．

c）続発緑内障

ステロイド点眼を長期に使用する必要がある症例が多く，副作用として眼圧上昇を起こしやすい．可能であればステロイド点眼を減量するが，難しい場合には抗緑内障点眼薬を追加する必要がある．あるいは，ステロイド点眼の減量または中止したうえで，ステロイド全身投与の増量，免疫抑制剤の使用等も選択肢になる．

d）眼感染症

特に，SJS 等の LSCD 患者では長期にわたる抗生剤の使用等により結膜嚢常在菌叢の変化が起こっていることが多く，MRSA 感染症が多発する傾向がある．そのため，充血や眼脂等，炎症所見の悪化を認めた場合には定期的な結膜嚢培養検査を施行し，起炎菌の同定と速やかな抗菌治療が必要となる．特に移植眼においては，感染症発症後に拒絶反応を誘発することが多く，眼表面の注意深い観察が必要であると同時に，縫合糸の緩み等，感染の契機になるような原因は速やかに除去すべきである．

自己と他家輪部移植の比較

自己輪部移植の一番のメリットは，自己組織を使用するため免疫抑制が必要ないことである．一方デメリットは，採取眼の残存輪部機能を考慮すると，複数回施行が難しい点にある．Le らは，自己輪部移植，他家輪部移植，培養上皮シート移植（自己と他家）の 4 群で術後の成績を検討したメタ解析（平均観察期間 31.3 か月）を行った．その結果

では，自己輪部移植群は他の群よりも，術後の視力改善率が高かった（76%）．また，自己輪部移植と他家輪部移植を比較すると，自己輪部移植では，再発性角膜潰瘍，拒絶反応，術後の眼圧上昇が有意に少ない（p<0.01，p<0.01，p<0.02）と報告した[7].

その他の輪部移植

Simple limbal epithelial transplantation (SLET)：近年報告されている輪部移植として，simple limbal epithelial transplantation（SLET）がある．これは従来の輪部移植と培養上皮シート移植の利点を兼ね備えた新しい術式で，Sangwanら[8]が2012年に報告した．瘢痕組織を除去した角膜上に，羊膜シートを貼り付けた上に，細かく裁断した自己輪部をばらまいてFibrin Glueで接着し，コンタクトレンズで保護する，という術式である．Jacksonらは83%の症例で角膜の上皮化が得られ，69%で視力の改善を認めたと報告した[9].

まとめ

眼表面の環境において，角膜を透明に保つための角膜上皮は特にデリケートであり，眼瞼や涙液量，結膜嚢常在菌叢等の影響を大きく受ける．輪部機能不全に伴う瘢痕性角結膜疾患は，この環境の破綻に伴い，直接的あるいは間接的に角膜上皮幹細胞が障害されている．そのため，治療計画としては，輪部移植術を施行するだけでなく，破綻した眼表面の環境を可能な限り修復することが術後の成績を左右する．特に，自己輪部移植は拒絶反応の観点等からも非常に有効な方法ではあるが，採取される眼の残存輪部機能を考えると，一度しかできない手術である．そのため，手術適応と治療計画が非常に大事である．今後は近年新たに認可された自己口腔粘膜を用いた培養上皮シートのオキュラル®やサクラシー®等を含めたさまざまな治療オプションから最適な治療戦略を立てていく必要がある．

文　献

1) Deng SX, Kruse F, Gomes JAP, et al：Global consensus on the management of limbal stem cell deficiency. Cornea, **39**：1291-1302, 2020.
   Summary 角膜上皮幹細胞疲弊症の治療戦略について詳細を示した文献.

2) Tsubota K, Satake Y, Kaido M, et al：Treatment of severe ocular-surface disorders with corneal epithelial stem-cell transplantation. N Engl J Med, **340**：1697-1703, 1999.
   Summary 角膜上皮幹細胞疲弊症に対してアロ角膜輪部移植の成績について詳細を示した文献.

3) Yamazoe K, Yamazoe K, Yamaguchi T, et al：Efficacy and safety of systemic tacrolimus in high-risk penetrating keratoplasty after graft failure with systemic cyclosporine. Cornea, **33**：1157-1163, 2014.

4) Serna-Ojeda JC, Basu S, Vazirani J, et al：Systemic Immunosuppression for Limbal Allograft and Allogenic Limbal Epithelial Cell Transplantation. Med Hypothesis Discov Innov Ophthalmol, **9**：23-32, 2020.

5) Holland EJ, Mogilishetty G, Skeens HM, et al：Systemic immunosuppression in ocular surface stem cell transplantation：results of a 10-year experience. Cornea, **31**：655-661, 2012.
   Summary 角膜上皮幹細胞疲弊症に対するアロ角膜輪部移植術後の全身免疫抑制剤の長期成績について詳細を示した文献.

6) Ballios BG, Weisbrod M, Chan CC, et al：Systemic immunosuppression in limbal stem cell transplantation：best practices and future challenges. Can J Ophthalmol, **53**：314-323, 2018.

7) Le Q, Chauhan T, Yung M, et al：Outcomes of Limbal Stem Cell Transplant：A Meta-analysis. JAMA Ophthalmol, **138**：660-670, 2020.

8) Sangwan VS, Basu S, MacNeil S, et al：Simple limbal epithelial transplantation（SLET）：a novel surgical technique for the treatment of unilateral limbal stem cell deficiency. Br J Ophthalmol, **96**：931-934, 2012.
   Summary 角膜上皮幹細胞疲弊症に対するSLETの有効性を報告した論文.

9) Jackson CJ, Myklebust Ernø IT, Ringstad H, et al：Simple limbal epithelial transplantation：current status and future perspectives. Stem Cells Transl Med, **9**：316-327, 2020.
   Summary 角膜上皮幹細胞疲弊症に対するSLETの404件の長期成績を示した論文.

Monthly Book

OCULISTA
オクリスタ

2019. **3** 月増大号
No.
72

Brush up
眼感染症
―診断と治療の温故知新―

編集企画

江口　洋　近畿大学准教授
2019年3月発行　B5判　118頁　定価5,500円 (本体5,000円＋税)

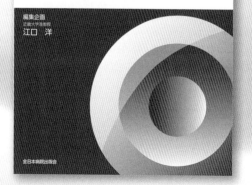

眼感染症をエキスパートが徹底解説した増大号。
主な疾患の**診断と治療**、眼感染症に関わる**最新知識**、
気になるトピックスまで幅広く網羅。
日常診療に必ず役立つ1冊です!

目次

眼感染症レビュー
細菌性結膜炎
アデノウイルス角結膜炎
細菌性角膜炎
ウイルス性角膜炎
真菌性角膜炎
アカントアメーバ角膜炎
術後眼内炎
濾過胞炎
（緑内障インプラント
　手術後感染症含む）
内因性眼内炎
涙嚢炎・涙小管炎

眼感染症
―診断と治療の未来像―
塗抹検鏡の重要性
培養の重要性と限界
PCR
メタゲノムの臨床応用

眼感染症topics
周術期の抗菌薬は
　いつやめるべきか
術後眼内炎の最新事情
レアケースから学ぶ

全日本病院出版会
〒113-0033　東京都文京区本郷 3-16-4　Tel:03-5689-5989
www.zenniti.com　　　　　　　　　　　　　　　Fax:03-5689-8030

MB OCULI. No. 130：7-12, 2024

特集／Step up! 角膜移植術アップデート

培養上皮移植

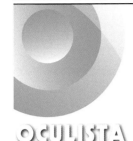

OCULISTA

大家義則*

Key Words : 角膜上皮幹細胞疲弊症(limbal stem cell deficiency), 培養上皮細胞シート(cultured epithelial cell sheet), 体性幹細胞(somatic stem cells), iPS 細胞(iPS cells)

Abstract : 角膜は光学顕微鏡の観察では 5 層に分かれる. 最外層に当たる角膜上皮は, 角膜輪部に存在する角膜上皮幹細胞から上皮細胞が共有されることで恒常性が保たれる. 角膜上皮幹細胞疲弊症は角膜上皮幹細胞の消失で起こり, 混濁や血管侵入により重篤な視力低下の原因となる. 従来の角膜輪部移植は感染性角膜炎等の術後合併症やドナー不足が課題である. 患者自身の輪部組織や口腔粘膜組織を細胞源とする培養角膜上皮および培養口腔粘膜上皮細胞シート移植が行われ, 各々ネピックやオキュラルとして再生医療製品として承認されている. さらに現在, iPS 細胞由来角膜上皮細胞シート移植法が開発され, first-in-human 臨床研究を経て治験を計画している. これらの活動によって, 予後不良であった角膜上皮幹細胞疲弊症患者の治療成績がさらに向上することが期待される.

はじめに

　角膜は外界から上皮, ボーマン層, 実質, デスメ膜, 内皮と大きく分けて 5 層に分かれる. 角膜上皮の幹細胞は輪部と呼ばれる結膜と角膜の境界領域の基底部に存在することが知られており, ここから分化した TA 細胞がさらに増殖することで角膜上皮細胞が供給される. 角膜上皮は絶えず表層細胞が脱落しているが, 幹細胞から TA 細胞である上皮基底細胞が共有されることで恒常性が保たれている. Thoft らの XYZ 仮説が有名であり, X(基底細胞の増殖)＋Y(細胞の中央への移動)＝Z(表層からの細胞脱落)が成り立つことで角膜上皮の恒常性が維持されている. 角膜上皮幹細胞が完全に消失すると角膜上皮幹細胞疲弊症と呼ばれる状態となって, 角膜上には血管を伴った結膜上皮が侵入して混濁し, 視力低下の原因となる. 角膜上皮幹細胞疲弊症の原因となる疾患には先天性のものとして無虹彩症や強膜化角膜, 外因性のものとしてアルカリ腐食や熱傷, 内因性のものとして Stevens-Johnson 症候群や眼類天疱瘡, その他特発性のものが挙げられる[1]. この疾患に対して, 従来は亡くなった方からアイバンクへ献眼のあった角膜を用いた他家角膜輪部移植を行ってきた. しかしながら, 術後合併症およびドナー不足の問題がある. さらに角膜上皮幹細胞疲弊症患者では重症ドライアイや眼瞼異常, 慢性炎症等を同時に合併することが多く, 従来行われてきた他家角膜輪部移植術後においては拒絶反応や感染性角膜炎等の術後合併症の発生率が高いことが知られており, 予後が極めて不良である[2]. 2016 年に発表された角膜移植の global survey では自国内のアイバンクで必要献眼が満たされているのは 157 か国中 25 か国で 15.9％であった[3]. 日本においてもドナー不足は深刻な状況にある.

* Yoshinori OIE, 〒565-0871　吹田市山田丘 2-2　大阪大学大学院医学系研究科脳神経感覚器外科学(眼科学), 学部内講師

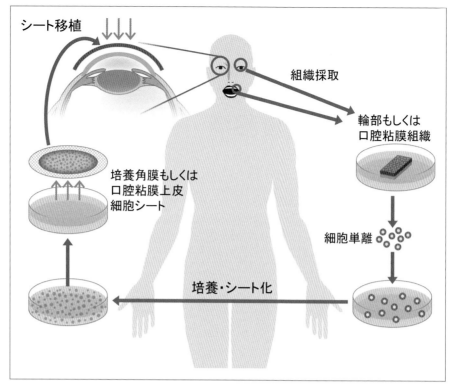

図 1. 体性幹細胞を用いた培養上皮細胞シート移植
患者自身の輪部組織もしくは口腔粘膜組織を採取して細胞を単離し，
培養して培養上皮細胞シートを作成する．

（文献 8 の図を改変）

これらの問題を解決すべく，再生医療の手法を用いた治療法の開発がなされてきた．再生医療は幹細胞等を用いて，臓器や組織の欠損や機能障害・不全に対してそれらの臓器や組織を再生することで，失われた人体機能の回復を目指す医療である．細胞そのものを用いることから，低分子化合物に代表される医薬品や従来の手術治療とは異なる作用機序によって，今まで治療が困難であった疾患の治療が可能となることに期待がかかっている．ここでは，我々が眼科領域とりわけ難治性角膜上皮疾患に対して開発を進めている再生医療について紹介する．

角膜の再生医療

再生医療について知るうえで，幹細胞は重要である．幹細胞とは「多分化能」（複数種類の細胞へ分化する能力）および「自己複製能」（自分自身と同じ性質を持った細胞を産生する能力）を有した未分化な細胞と定義されている．幹細胞には体性幹細胞と多能性幹細胞の 2 種類がある．体性幹細胞は骨髄，皮膚，肝臓，角膜等の各臓器や組織に存在する幹細胞で，それぞれの組織に少量存在して，ゆっくりとしか分裂しない（quiescent）が，何らかの刺激があると活発に分裂する．一方，多能性幹細胞として胚性幹（ES）細胞や人工多能性幹（iPS）細胞が挙げられる．ES 細胞は胚盤胞と呼ばれる初期胚から樹立される細胞で，胎盤以外のすべての細胞へ分化する多分化能（pluripotency）を有しており，試験管内（*in vitro*）で非常に活発に増殖する．iPS 細胞は京都大学の山中伸弥教授らが報告したもので，体細胞に山中 4 因子に代表されるような転写因子を導入することで多能性幹細胞としたものである[4)5)]．

1．片眼性角膜上皮幹細胞疲弊症

まず，片眼性角膜上皮幹細胞疲弊症患者に対する治療法として，健常眼の輪部に存在する体性幹細胞である角膜上皮幹細胞を培養して増やして疾患眼に移植する方法が挙げられる[6)]（図1）．この手

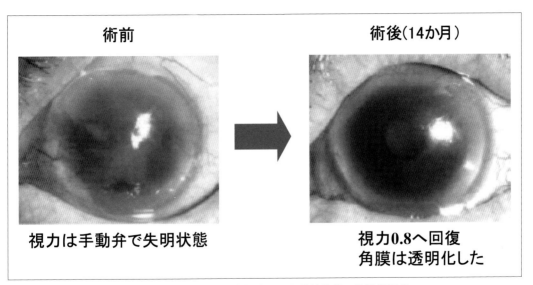

術前

術後（14か月）

視力は手動弁で失明状態

視力0.8へ回復
角膜は透明化した

図 2. 培養口腔粘膜上皮細胞シート移植前後の前眼部写真
術前は角膜上に血管を伴う混濁が侵入しており，視力は手動弁で失明状態であった．
術後 14 か月の時点で角膜は透明化し，視力は 0.8 に回復している．

（文献 7 より引用）

法によって，健眼から大きな輪部組織を採取する必要があった従来の自家角膜輪部移植法に比べて，少量の自家組織から移植用の角膜上皮細胞を用意することが可能となった．さらに他家角膜輪部移植で問題となるような，拒絶反応の危険性がない．イタリアのグループは112例の多数例での臨床成績について発表しており，76.6%の症例で長期的な角膜上皮化が得られている．これらの成果をもとに，欧州では Holoclar の名前で培養角膜上皮が製品化されている．また本邦においては，我々がジャパン・ティッシュエンジニアリング社と 10 例の角膜上皮幹細胞疲弊症患者に対する治験を行って，その有効性および安全性を検証し，ネピックとして本邦初の眼科領域の再生医療製品として承認されている[7]．

2．両眼性角膜上皮幹細胞疲弊症

しかしながら，培養角膜上皮細胞移植は両眼の患者由来角膜上皮幹細胞が完全に消失した患者には適応できないという欠点がある．この欠点を補う方法として我々は，口腔粘膜上皮細胞を代用の細胞源として角膜上皮類似の上皮細胞シートを作成し，自家移植する培養口腔粘膜上皮細胞シート移植を開発して臨床応用している（図1，2）[8]．具体的には移植を受ける患者自身から口腔粘膜上皮

を採取して移植する方法である．この製品を用いた医師主導および企業治験を行って有効性および安全性を検証し，オキュラルとして本邦 2 品目の眼科領域再生医療製品として承認を得ている．さらに我々が最近行ったシステマティックレビューでは，培養上皮移植による上皮再建成功率が中央値70%以上であった．拒絶反応や感染性角膜炎，高眼圧や緑内障合併率も他家角膜輪部移植に比較して低いと考えられた[9]．

ネピックやオキュラルについては，使用要件が定められている[10)11]．まず施設条件として，①角膜移植の術者経験を有する常勤医師が配置されている施設，②全例を対象とする使用成績調査に協力できる体制が整っている施設の両者を満たす必要がある．次に実施条件として，①日本角膜学会会員かつ日本角膜移植学会会員であり，日本眼科学会専門医を有すること，②角膜移植の術者としての経験を 5 例以上有すること，③製造販売業者（株式会社ジャパン・ティッシュエンジニアリング）の企画する講習会での研修を修了していることのすべてを満たす必要がある．

適応は角膜上皮幹細胞疲弊症であり，「患眼の角膜輪部の結膜化が角膜輪部全体の50%以上に及んでいる状態であり，かつ患眼の角膜中心を含

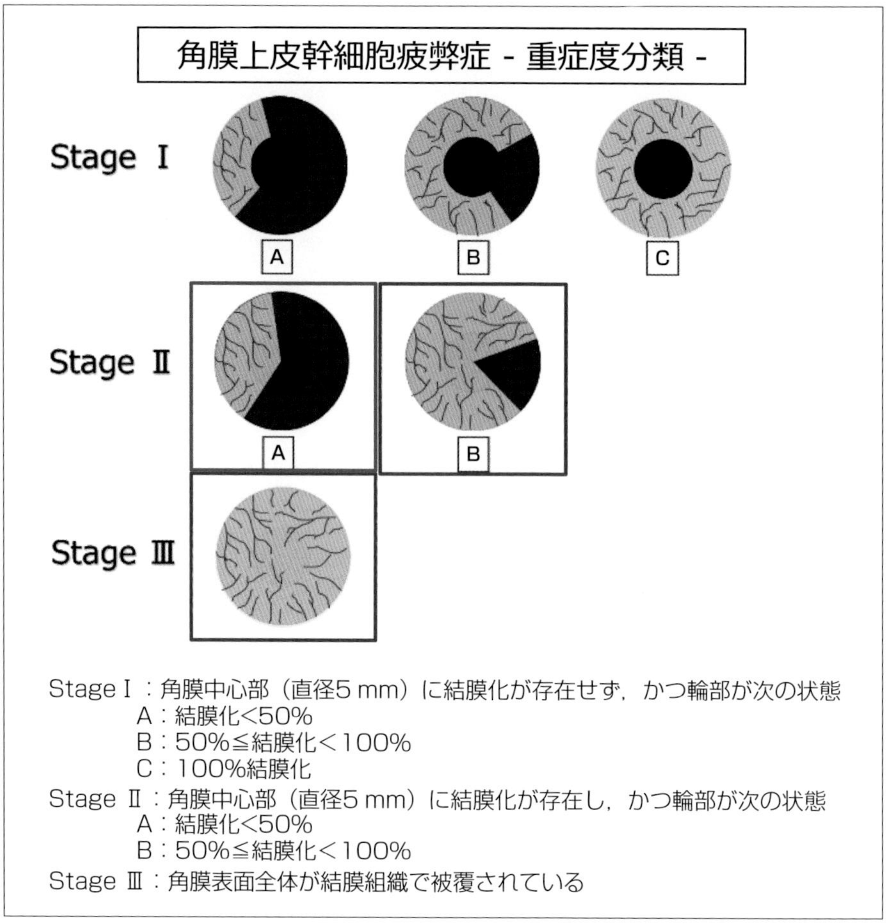

図 3. 角膜上皮幹細胞疲弊症の重症度の国際分類
角膜中央部（直径5 mm）に結膜化があるかどうかと，角膜輪部の結膜化によって分類する.

む直径5 mm 以内の領域まで結膜化が伸展している場合」または「患眼に対して結膜瘢痕組織の除去（必要に応じて羊膜移植）を行ったものの効果不十分であり，患眼の角膜中心を含む直径5 mm 以内の領域まで結膜化が伸展した場合」と定められている．少しわかりにくいので図解すると，Cornea Society が定めている角膜上皮幹細胞疲弊症の重症度分類（図3）において，赤枠で囲ったStage ⅡBおよび Stage Ⅲ は適応である．青枠で囲った Stage ⅡA については結膜瘢痕組織の除去（必要に応じて羊膜移植）を行ったものの効果不十分であり，患眼の角膜中心を含む直径5 mm 以内の領域まで結膜化が伸展した場合が適応となる．さらに，培養角膜上皮細胞シートであるネピックにおいて，以下の疾患が原疾患となっている患者は適応外である．Stevens-Johnson 症候群，眼類天疱瘡，移植片対宿主病，無虹彩症等の先天的に角膜上皮幹細胞に形成異常をきたす疾患，再発翼状片，特発性の角膜上皮幹細胞疲弊症．

自家の体性幹細胞を用いた培養上皮細胞シート移植の開発によって，角膜上皮幹細胞疲弊症に対する治療は一定の進歩があったと考えられる．しかしながら培養角膜上皮細胞シート移植は，細胞源を僚眼の角膜輪部としていることから片眼性角膜上皮幹細胞疲弊症にしか適応できず，培養口腔粘膜上皮細胞シート移植後の患者では，角膜混濁や新生血管が問題となる場合がある．我々はiPS細胞から眼発生を真似た self-formed, ectodermal, autonomous, multi-zone（SEAM）法によって角膜上皮幹細胞を誘導し，移植可能な細胞シートを作成する画期的な技術の開発に成功した[12]．iPS細胞由来角膜上皮細胞シート（induced pluripotent

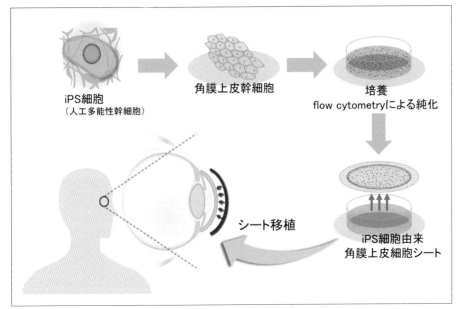

図 4. iPS 細胞由来角膜上皮細胞シート移植

iPS 細胞から誘導した角膜上皮幹細胞を培養し, flow cytometry を用いて純化して iPS
細胞由来角膜上皮細胞シートを作成して患者角膜に移植する.

stem cell derived corneal epithelial cell sheet：
iCEPS）は，自家移植では細胞源の品質が一定に
できないことから生じると考えられる細胞シート
の品質の不安定性が回避でき，患者から輪部や口
腔粘膜組織を採取する必要もない. 我々は iCEPS
を用いた first-in-human 臨床研究を 4 例の患者に
対して行った（図 4）. 今後，臨床研究の成果をも
とにして有効性および安全性を確認するための治
験を実施し, iPS 細胞由来角膜上皮細胞シートを
再生医療製品とすべく開発を進めている.

おわりに

ここで述べたように角膜の再生医療技術は上皮
疾患を中心にして開発が発展してきた. オキュラ
ルやネピックのように承認された製品となり，広
く日本中で用いられているものもある. 今後は上
皮疾患のみならず実質や内皮疾患についても，良
い技術については再生医療製品化を通じて広く技
術が普及することが期待される.

文　献

1）Nishida K：Tissue engineering of the cornea.
Cornea, **22**：S28-34, 2003.

2）Ilari L, Daya SM：Long-term outcomes of kera-
tolimbal allograft for the treatment of severe
ocular surface disorders. Ophthalmology, **109**：
1278-1284, 2002.

3）Gain P, Jullienne R, He Z, et al：Global Survey of
Corneal Transplantation and Eye Banking. JAMA
Ophthalmology, **134**：167-173, 2016.

4）Takahashi K, Tanabe K, Ohnuki M, et al：Induc-
tion of pluripotent stem cells from adult human
fibroblasts by defined factors. Cell, **131**：861-872,
2007.

5）Takahashi K, Yamanaka S：Induction of pluripo-
tent stem cells from mouse embryonic and adult
fibroblast cultures by defined factors. Cell, **126**：
663-676, 2006.

6）Rama P, Matuska S, Paganoni G, et al：Limbal
stem-cell therapy and long-term corneal regen-
eration. N Engl J Med, **363**：147-155, 2010.

7）Oie Y, Sugita S, Yokokura S, et al：Clinical Trial
of Autologous Cultivated Limbal Epithelial Cell
Sheet Transplantation for Patients with Limbal
Stem Cell Deficiency. Ophthalmology, **130**：608-
614, 2023.
Summary　片眼性角膜上皮幹細胞疲弊症患者を
対象とした自家培養輪部上皮細胞シートの有効
性と安全性を，GCP 準拠の治験で確認した.

対象は片眼性角膜上皮幹細胞疲弊症の連続 10 症例で術後 2 年間経過観察した．術前の角膜上皮幹細胞疲弊症重症度はⅡ B が 4 眼，Ⅲ が 6 眼であった．

健常眼から輪部組織生検を行って輪部上皮幹細胞を解離し，GMP グレードの施設で温度応答性培養皿を用いて，確立された標準操作手順に基づいて細胞シートを作成した．シートは出荷基準で評価され，基準を満たしたものだけが使用された．角膜表面の結膜瘢痕組織を除去した後，細胞シートを移植した．角膜上皮幹細胞疲弊症の診断と病期分類は，2〜3 名の第三者角膜専門医で構成される適格性判定委員会と効果判定委員会がフルオレセイン染色を含む細隙灯顕微鏡写真を匿名かつ無作為に提供されて決定した．

主要評価項目である術後 1 年の角膜上皮再建は 10 眼中 6 眼（60％）で成功し，他家角膜輪部移植による臨床的意義のある成功率（15％）を有意に上回った．術後 2 年の再建率は 70％であった．視力改善は 1 年後と 2 年後にそれぞれ 50％と 60％で認められた．臨床的に重大な移植関連有害事象は観察されなかった．

培養輪部上皮細胞シート移植の有効性と安全性が確認され，細胞シートは「ネピック」の名前で再生医療製品として日本で承認された．

8) Nishida K, Yamato M, Hayashida Y, et al：Corneal reconstruction with tissue-engineered cell sheets composed of autologous oral mucosal epithelium. N Engl J Med, **351**：1187-1196, 2004.

9) Oie Y, Komoto S, Kawasaki R：Systematic review of clinical research on regenerative medicine for the cornea. Jpn J Ophthalmol, **65**：169-183, 2021.

10) 稲富　勉，臼井智彦，大家義則ほか：ヒト（自己）角膜輪部粘膜由来上皮細胞シート使用要件等基準．日眼会誌，**124**：564-575，2021.

11) 稲富　勉，臼井智彦，大家義則ほか：ヒト（自己）口腔粘膜由来上皮細胞シート使用要件等基準．日眼会誌，**125**：786-794，2021.

12) Hayashi R, Ishikawa Y, Sasamoto Y, et al：Coordinated ocular development from human iPS cells and recovery of corneal function. Nature, **531**：376-380, 2016.

MB OCULI. No. 130：13−18, 2024

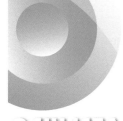

特集／Step up! 角膜移植術アップデート

角膜移植
―全層角膜移植術―

小野　喬*1　宮井尊史*2

Key Words：全層角膜移植術(penetrating keratoplasty：PK)，ドナー(donor)，レシピエント(recipient)，拒絶反応(rejection)，感染症(infection)

Abstract：全層角膜移植術は，角膜全層をドナー角膜と交換する術式である．全層性の角膜混濁や感染症等，適応疾患が広いことから，角膜パーツ移植が盛んになった現在でも行われることが多い．本邦では，輸入角膜もしくは国内アイバンクから提供された角膜を使用する．駆血性出血等の合併症を防ぐために，可能な限り全身麻酔下で硝子体圧を十分に下げたうえで行うことが望ましい．角膜全層を，レシピエント角膜をトレパンで打ち抜いたうえで，10-0 ナイロンを用いて，連続縫合もしくは端々縫合を行う．連続縫合は乱視調整に有用だが，縫合糸感染に対する対応が難しいことがある．代表的な術後合併症として拒絶反応があり，免疫抑制が必要である．また，他の合併症として縫合不全，眼圧上昇，感染症等があり，術後も慎重かつ長期的な管理が必要である．

手術適応

全層角膜移植術(penetrating keratoplasty：PK)は角膜の上皮・ボーマン膜・実質・デスメ膜・内皮の 5 層すべてを交換する，最も基本的な角膜移植手術法である．近年は手術技術の進歩により，角膜内皮移植術(Descemet's stripping automated endothelial keratoplasty：DSAEK, Descemet's membrane endothelial keratoplasty：DMEK)，深部層状角膜移植術(deep anterior lamellar keratoplasty：DALK)，表層角膜移植術(lamellar keratoplasty：LKP)等の角膜パーツ移植が可能になっており，疾患とその進行程度によってはこれらの角膜パーツ移植を第一選択とすることも少なくない[1]．しかしながら，角膜全層に及ぶ混濁や，角膜実質混濁の強い水疱性角膜症，内皮細胞減少を伴う円錐角膜や角膜感染症・外傷に対する手術法として，現在も全層角膜移植が行われている[2]．また，DALK 予定であっても，術中にデスメ膜穿孔をきたした場合は PK に術式をコンバートする必要がある．

麻酔方法

全身麻酔または局所麻酔で行う．PK 自体の疼痛は強くないが，レシピエント角膜切除時には眼圧が 0 になりオープンスカイの状態となるため，水晶体，硝子体脱出や駆血性出血のリスクが高くなる[3]．この点を考慮し，筆者の施設では，原則，全身麻酔下で PK を行っている．全身状態が悪く全身麻酔がかけられない場合には，球後麻酔で手術を行う．術前には砂囊，ホナンバルーンにより眼球を圧迫して，十分に硝子体圧を下げてから施術する．

*1 Takashi ONO, 〒113-8655　東京都文京区本郷 7-3-1　東京大学医学部眼科学教室，助教
*2 Takashi MIYAI, 同，准教授

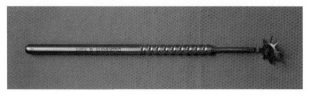

図 1. 8 ラインマーカー

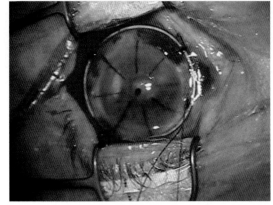

図 2. フリリンガーリングの縫着

手術手技

1. マーキング

キャリパーを用いてレシピエント角膜の中心を決定してマーキングする. 次に, 8 ラインマーカー(16 針縫合)(図 1), もしくは 12 ラインマーカー(24 針縫合)を使って放射状にマーキングを行い, 縫合時の目安を作成する.

2. 強膜リングの縫着

レシピエント側の角膜を打ち抜いた後には眼球の剛性が大きく低下するため, フリリンガーリングを 6-0 ナイロン糸で強膜に 4 か所(2, 5, 8, 11 時方向)縫着する(図 2). 手術中に糸が外れてしまうと眼位の制御が難しくなるので, しっかり刺入して強膜に固定する.

3. ドナー角膜の準備

アイバンクから提供された強角膜片から, グラフトを作成する. 角膜保存液で 4℃ 下に保管された強角膜片を, 角膜中央に上皮側からマーキングしたうえで, センタリングを確認して, バロン氏真空ドナー角膜パンチ(図 3)で内皮側から打ち抜く. この際は固定がずれないようにしつつ, 力を全体に均一にかける. ドーナツ状の強膜は角膜保存液に戻し, 術後早期のグラフト感染時の参考にするため細菌学的検査を行う[4]. 内皮保護のためにグラフト内皮側には粘弾性物質を十分にのせて乾燥を防ぐ.

トレパンのサイズは, 患者角膜の状態や原疾患に応じて径を変える(7.0〜9.0 mm 程度). 通常,

レシピエントのトレパン径よりドナーパンチの径を 0.25〜0.5 mm 程度大きくするが, 円錐角膜は術後に近視化しやすいため, ドナーとレシピエントの径の差を小さくして角膜を flat 化させる.

4. レシピエント角膜の切除

サイドポートを 10 時, もしくは 2 時方向に作成して粘弾性物質を前房内に注入し, 前房を安定化させる(図 4). 次に, バロン氏放射状真空トレパン(図 5)を用いて, 角膜を切除する. 真空トレパンの中央点とレシピエント角膜の中央がずれないようにしっかりと垂直に吸着させる. この際, トレパン 1 回転ごとに 250 μm ずつ切開して進むので, レシピエント角膜厚を考慮しつつ前房に達するまでトレパンをゆっくりと回転させる必要がある(図 6). 前房が浅い症例や虹彩前癒着がある症例では, 虹彩や水晶体前嚢を傷つけないようにするため, トレパンでは完全に打ち抜かず, 15° メス等で穿刺しカッチン剪刀(図 7)で前房内の刃先を確認しながら, 完全にレシピエント角膜を切除する(図 8). この際, 切断面が斜めになると縫合不全の原因になるため, 切断面を垂直に保つよう心がける. また, 取ったグラフトは廃棄せずに, ドナー角膜が汚染された場合等に備えて清潔野で保存しておく.

5. ドナー角膜の縫合

オープンスカイの状態(図 9)ができるだけ短時間になるように, スムースにドナー角膜を縫合する. 粘弾性物質を十分に前房内に注入したうえで, パットンスパツェでドナー角膜を術野に置

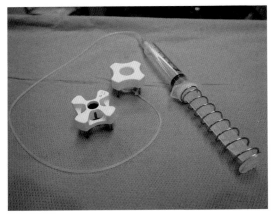

図 3. バロン氏真空ドナー角膜パンチ

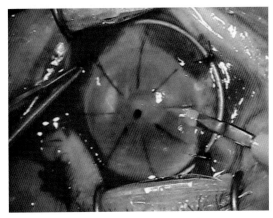

図 4. サイドポートの作成

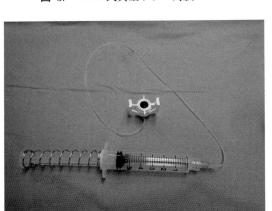

図 5. バロン氏放射状真空トレパン

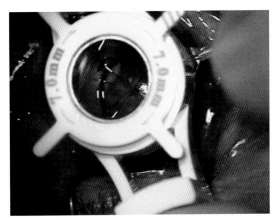

図 6. レシピエント角膜の打ち抜き

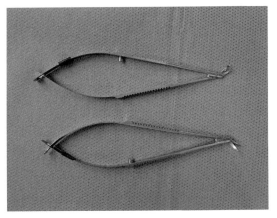

図 7. カッチン剪刀

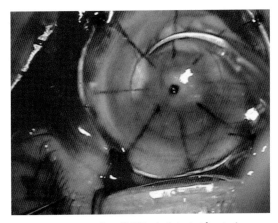

図 8. カッチン剪刀によるレシピエント
角膜の切断

き，ノイハン氏角膜移植用鑷子でグラフトを把持して10-0ナイロンで仮縫合する．まず3，6，9，12時のマーキングに合わせて，4針を端々縫合し，次にその間に4針追加して合計8方向に仮縫合する（図10）．グラフト側から針を入れ，刺入点と刺

出点は一定の距離にする．

本縫合は端々縫合と連続縫合に大別される．端々縫合は，縫合糸の感染や糸の緩みに対して抜糸を行いやすく，また再縫合が必要な場合も容易に可能である．したがって，原疾患が感染症や血

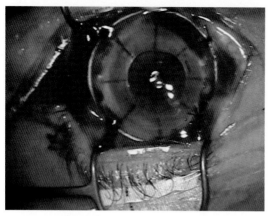

図 9. オープンスカイの状態

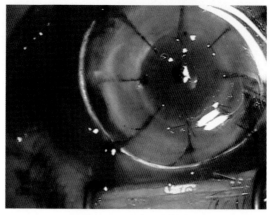

図 10. 8 方向の仮縫合

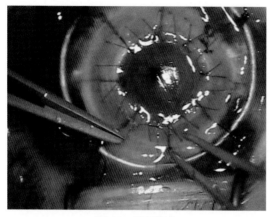

図 11. 連続縫合

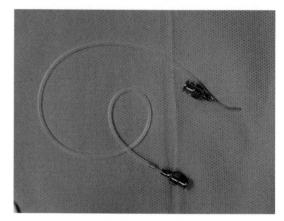

図 12. シムコ針

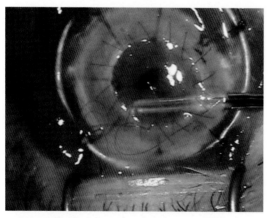

図 13. シムコ針での前房内の洗浄

管侵入がみられる症例に選択される．一方，連続縫合は乱視の調整を術中および術後に行いやすいため，術後に高い視機能が期待される場合は第一選択となる．しかし，糸が切れた場合の再縫合に手間がかかる欠点がある．

端々縫合の場合は，仮縫合の間に 8 針の縫合を追加する．連続縫合はグラフト径や疾患に応じて 16 針もしくは 24 針で仮縫合を目印にして一定の間隔で行うが，施設や術者によってその選択は異なる．症例にも依存するものの，当院ではドナー径が 8 mm 以下は 16 針，8 mm より大きい場合は 24 針縫合を選択することが多い(図 11)．

本縫合では，ドナー角膜とレシピエント角膜の高さを一致させて間に大きな段差や間隙が生じないようにすることで，リークや遷延性上皮欠損を予防する．ドナー角膜をやや低くした状態で縫合すると，上皮は再生しやすい．縫合が終了した時点で，ワイパリングで虹彩が糸にかんでいないか，癒着が生じていないかを確認する．

6．粘弾性物質の除去

次に，シムコ針(図 12)と眼灌流液を用いて前房内の粘弾性物質を除去する．前房内の粘弾性物質が術後に残存すると眼圧が上昇するので，十分に洗浄する(図 13)．連続縫合の場合は縫合糸を締め

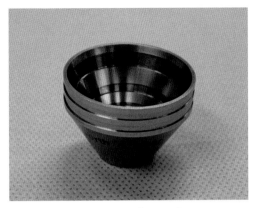

図 14. ケラトリング

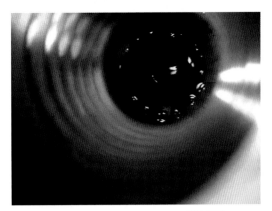

図 15. ケラトリングによる乱視調整

て，前房水のリークがないことを確認する．端々
縫合では必要に応じて再縫合を行う．

7．乱視の調整

眼圧を眼灌流液で調節したうえで，移植片に投影したケラトリング（図 14）のマイヤー像から乱視軸を確認する（図 15）．角膜には角膜前面，角膜後面，水晶体前面，水晶体後面の 4 つの反射像（第 1〜4 プルキンエ像）が得られるが，眼内レンズ挿入眼の場合はプルキンエ第 1 像と第 3 像を一致させるように眼球位置を調節したうえで評価する．連続縫合では，マイヤーリングの反射像におけるフラットな長軸方向からスティープな短軸方向へ糸を無鉤鑷子でたぐり寄せて，反射像を正円へと近づける．その後，本縫合糸を結紮して，結紮部を埋没する．仮縫合の糸は，本縫合を切断しないように慎重に除去する．端々縫合では，マイヤー像が正円になるように適宜縫合を追加し，結紮部を埋没する．縫合部とサイドポートからの房水のリークを最後にもう一度確認する．

縫合終了後，フリリンガーリングを外して，抗菌薬とステロイドの結膜下注射を行う．オフロキサシン眼軟膏を塗布し，眼帯をつけて手術を終了する．

術後管理

角膜移植は他の臓器移植に比較して拒絶反応が生じにくいことが知られているが，術後 10〜30％程度に生じることから，術後管理のうえで拒絶反応の予防は重要である[2)5)]．術後はステロイドの点滴を 3 日間，内服，そして局所投与としてベタメタゾン点眼 1 日 6 回を行う．また，上皮欠損が遷延する場合には，治療用コンタクトレンズを使用する[6)]．経過に応じてステロイド点眼と抗菌薬点眼は漸減する．

また，免疫抑制に伴う眼感染症（特にヘルペス）や，角膜上皮障害，眼圧上昇等が生じうるため，術後早期は特に頻繁かつ慎重な経過観察が必要である[7)8)]．また移植片と患者角膜の境界面は外力に弱いため，軽度の外傷でも離開することがある[9)]．術後の外傷リスクの高い活動時には，保護メガネをすることが望ましい．

文　献

1）Tan DT, Dart JK, Holland EJ, et al：Corneal transplantation. Lancet, **379**（9827）：1749-1761, 2012.

2）Ono T, Ishiyama S, Hayashidera T, et al：Twelve-year follow-up of penetrating keratoplasty. Jpn J Ophthalmol, **61**（2）：131-136, 2017.
Summary 日本における PK の 12 年間の予後について，原疾患や手術回数ごとに解析している．

3）Bandivadekar P, Gupta S, Sharma N：Intraoperative Suprachoroidal Hemorrhage After Penetrating Keratoplasty：Case Series and Review of Literature. Eye Contact Lens, **42**（3）：206-210, 2016.

4）Wilhelmus KR, Hassan SS：The prognostic role of donor corneoscleral rim cultures in corneal transplantation. Ophthalmology, **114**（3）：440-445, 2007.
Summary 角膜移植後の眼内炎は 0.2％に生じ，細菌性が約 2/3，真菌性が約 1/3 と報告している．

5) Anshu A, Li L, Htoon HM, et al : Long-Term Review of Penetrating Keratoplasty : A 20-Year Review in Asian Eyes. Am J Ophthalmol, **224** : 254-266, 2021.

6) Jacobs DS, Carrasquillo KG, Cottrell PD, et al : CLEAR- Medical use of contact lenses. Cont Lens Anterior Eye, **44**(2) : 289-329, 2021.

7) Ayyala RS : Penetrating keratoplasty and glaucoma. Surv Ophthalmol, **45**(2) : 91-105, 2000.

8) Moyes AL, Sugar A, Musch DC, et al : Antiviral therapy after penetrating keratoplasty for herpes simplex keratitis. Arch Ophthalmol, **112** (5) : 601-607, 1994.

9) Rehany U, Rumelt S : Ocular trauma following penetrating keratoplasty : incidence, outcome, and postoperative recommendations. Arch Ophthalmol, **116**(10) : 1282-1286, 1998.

Summary 角膜移植後の外傷性創離開は2.5%に生じ, 予後不良であるため, 保護メガネの使用を推奨している.

Monthly Book

OCULISTA
オクリスタ

2023. 3月増大号

No.
120

今こそ学びたい！
眼科手術手技の
ABC

編集企画

太田俊彦
順天堂大学医学部附属静岡病院特任教授

2023年3月発行　B5判　166頁
定価5,500円（本体5,000円＋税）

代表的な眼科手術手技の基本について
丁寧に解説された本特集は、
これから学ぶ方はもちろん、
専門外の手術を知りたい方にも
おすすめの一冊です！

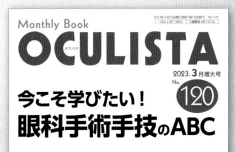

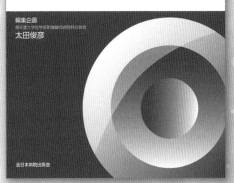

Monthly Book

OCULISTA
オクリスタ

2023. 3月増大号
No.
120

今こそ学びたい！
眼科手術手技のABC

編集企画
順天堂大学医学部附属静岡病院特任教授
太田俊彦

全日本病院出版会

全日本病院出版会
www.zenniti.com
〒113-0033 東京都文京区本郷 3-16-4　Tel：03-5689-5989
Fax：03-5689-8030

MB OCULI. No. 130：20−28, 2024

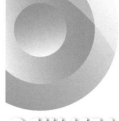

特集／Step up! 角膜移植術アップデート

角膜移植
―全層角膜移植難症例 同時手術―

OCULISTA

笠松広嗣[*1] 山口剛史[*2]

Key Words： 全層角膜移植術（penetrating keratoplasty：PK），水晶体再建術併用全層角膜移植（triple procedure），硝子体圧（vitreous pressure），眼内レンズ強膜内縫着術併用全層角膜移植術（PK and transscleral sutured intraocular lens implantation）

Abstract： 水晶体再建術併用の全層角膜移植術（penetrating keratoplasty：PK）（以下，PK triple）は，手術が一度で終わり患者の負担が少なく視力回復が早いが，水晶体再建術を二期的に行うより眼内レンズ（intraocular lens：IOL）予測度数の誤差が大きく，合併症のリスクが増える．PK triple や PK＋IOL 縫着術を行う際には，術前に麻酔や処置で硝子体圧を十分に低下させ，open sky の時間を最短にする．硝子体圧が高い場合には硝子体切除術も併用する．Open sky での連続環状嚢切開（continuous curvilinear capsulorhexis：CCC）は周辺に流れやすいので，極力 closed で行う．角膜半層切開を行うことで視認性が得られることも多い．Open sky での CCC を行う場合，小さめに作成し，らせん状に広げていく．IOL 挿入の際には嚢と眼内レンズの位置関係をイメージすることが重要である．硝子体圧が高い場合は後嚢破損のリスクが増すので無理をせず角膜縫合の後に IOL を挿入する．破嚢時は核片や皮質を確実に除去する．IOL 縫着を併用する場合も open sky の時間を最小限にするために，角膜を打ち抜く前にできる限り準備をする．

はじめに

近年の移植技術の進歩で，角膜混濁眼は劇的に視力を改善することが可能となった．特に水疱性角膜症においては Descemet membrane endothelial keratoplasty（DMEK）や Descemet stripping automated endothelial keratoplasty（DSAEK）等の内皮移植術を行うことで，健眼と遜色のない視力を得ることが可能である．その一方で内皮減少を伴う角膜混濁や著しい不正乱視を有する眼においては全層角膜移植術（penetrating keratoplasty：PK）が現在も第一選択である．患者の高齢化が進み，角膜混濁に加え，白内障を患う患者

が増加していることから角膜移植と白内障手術をどのように組み合わせて行うかが治療戦略において重要なポイントになる．単純な PK と水晶体再建併用の PK（PK triple）は，難易度や合併症の頻度に天と地ほどの差があり術者の経験と腕の見せどころである．本稿では PK と水晶体再建術の併用の適応や手術のコツを解説する．

白内障を伴う角膜混濁の治療戦略

白内障を合併した角膜混濁の治療においては，白内障手術をどのタイミングで行うかを考慮する必要がある．うまく組み合わせると，不同視の解消や裸眼視力の改善に有効である．視力低下の原因が角膜混濁・白内障の両方である場合は，①角膜移植を先行して眼内視認性を上げたうえで白内障手術を行う，②角膜移植と白内障手術を同時に

[*1] Hirotsugu KASAMATSU, 〒272-8513 市川市菅野 5-11-13 東京歯科大学市川総合病院眼科, 助教
[*2] Takefumi YAMAGUCHI, 同, 教授

表 1.

水晶体再建術を PK と同時に行うにしろ，二期的に行うにしろメリットとデメリットがある．メリットとデメリットを理解して，最適な治療法を選択することが大事である．

PK と同時に水晶体再建術を行うメリット	PK と同時に水晶体再建術を行うデメリット
・一度の手術で完結できる ・視力の改善が早い ・硬い核にも対応可能 ・瞳孔拡張や虹彩の縫合が容易	・IOL 予測度数の誤差が大きい ・Open sky に伴う合併症のリスクが大きい ・手術の難易度が高い
二期的な水晶体再建術のメリット	**二期的な水晶体再建術のデメリット**
・IOL 予測度数の誤差が少ない ・PK で生じた屈折度数の変化の補正が可能 ・Open sky に伴う合併症のリスクが相対的に低い	・IOL を挿入するまで視力が出づらい ・白内障が進行する ・二期的な手術に伴う角膜内皮障害のリスク

行うという選択肢があるがメリットとデメリットを考慮し，最適な治療を選択する必要がある．

1．PK triple のメリットとデメリット

PK triple のメリットには，①手術が一度で終わるため患者の身体的，経済的負担が少なく，②視力の回復が早い．また，水晶体囊外摘出術(extracapsular cataract extraction：ECCE)を併用する場合は超音波乳化吸引を行わないため，③硬い核の白内障にも対応が可能である．Open sky では，④虹彩の切開，縫合が容易なため散瞳不良症例や，瞳孔形成術が必要な症例において有利である．また，⑤ドナー角膜内皮への影響が PK 単独とほぼ同等であることが挙げられる[1]．反面，デメリットとして，①術後の角膜形状の予測が困難であるため，眼内レンズ(intraocular lens：IOL)の度数の誤差が大きくなることがある[1]，②open sky での操作では後囊破損，チン小帯断裂が比較的生じやすく，③囊内に IOL を挿入するのも難しいことがある．また，open sky の時間も単純な PK に比較して長いため，④駆逐性出血のリスクがある(表 1)．術後の拒絶反応や graft failure のリスクは PK 単独と同等である[2]．

2．角膜移植をしてから二期的に白内障手術を行うメリット

二期的に白内障手術を行うメリットとしては，①術後屈折値の予測性が高く，角膜の形状が変わることで変化した屈折を二期的に白内障手術を行うことによって，②屈折の補正が可能である．また，閉鎖腔での白内障手術になるので，③後囊破損，チン小帯断裂，駆逐性出血のリスクが低い．

デメリットとして，術後角膜形状が安定するまで時間がかかるため二期的な白内障手術を行うまで間が空き，①視力の改善が遅いこと，②白内障の進行[3]，③デバイスの進化で頻度は減った[1]が，白内障手術により角膜内皮が障害されるリスクがある．核が硬い症例で二期的な挿入が可能な患者では PK に ECCE のみ併用し，屈折が落ち着いたところで IOL を挿入することも検討する．

3．PK triple の適応

上述のメリットとデメリットを考慮して，患者ごとに治療方針を立てる．当院では，①遠方に住んでいて術後の通院が難しい，②全身状態の影響で全身麻酔での手術が望ましい，③白内障が高度で超音波乳化吸引術が難しい，④唯一眼で早期の視力回復が望ましい患者を絶対適応としている．

IOL 度数の決定

PK triple の際には術後の角膜屈折力を正確に予測することは難しい．そのため，IOL 度数計算の際には，患眼が正常に近い形状を保っている場合にはその角膜屈折力を SRK/T 式，Haigis, Barrett Universal Ⅱ式等の複数の計算式に代入し，無難な IOL を選択する．患眼の角膜が正常な形状を保っていない場合は，対眼の角膜屈折力を用いる．両眼とも参考にならない場合には平均的な角膜屈折力である 42〜43D を用いる[4][5]が，屈折誤差がある程度生じてしまうことを念頭に置く必要があり，術者のクセが出るため，自分の術後の角膜の屈折力を把握しておくことは重要である．

表 2.

硝子体圧が上昇する要因は患者側，医療者側双方にある．硝子体圧が高くなるリスクのある患者に対しては麻酔の方法の工夫や術中に硝子体カッターをスムースに使用できるように，また何かあった際はすぐに対応できるように心の準備をしておく等，術前に対策することが重要である．また，無用なリスクを抑えるために，できる限り minimum な手術を心がける．

○ Ocular-related	○ Anaesthesia-related
-Zonular instability	-Peribulbar anesthesiaIncomplete akinesia
-Shallow anterior chamber	-Bucking under general anesthesia
-Acute angle-closure glaucoma	-The use of positive end-expiratory pressure (PEEP) during general anesthesia
-Violated posterior capsule	
-Pseudophakia/Aphakia	
-Poor rigidity：keratoconus, high myopia, buphthalmos.	
-High/short axial length	
-Orbital factors；external compression, small orbit, orbital inflammatory syndromes/tumors	
○ Patient-related	○ Surgeon-related
-Young age/InfantsBlood dyscrasias/use of blood thinners	-Length of time the globe is open
-Increased systemic venous pressure	-External compression during surgery from a handheld instrument
• Head position below the heart	
• Cardiopulmonary diseases；congestive heart failure, pulmonary edema, obstructive sleep apnea, chronic obstructive pulmonary disease	
-Valsalva maneuver	
-Severe obesity	
-bull-necked	

（文献 5 より引用）

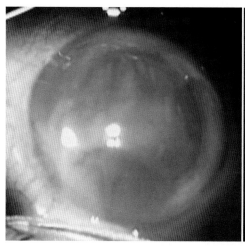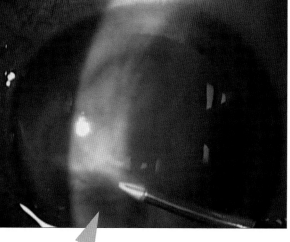

図 1. a│b

a：通常の手術顕微鏡の照明では眼内の視認性が悪く，CCC は難しい．

b：トリパンブルーで前嚢を染色し，スリット照明を用いている．見づらいことには変わりないが，何とか CCC が可能な視認性が得られる．黄矢頭は CCC のきっかけを攝子で把持しているところ．

PK triple の手術手技

　PK triple とは PKP＋ECCE＋IOL 挿入のことを示すことが多い．角膜を打ち抜いた後，水晶体を処理し，角膜移植を行うが，安全な手術のためにはそれぞれの項目で注意すべきことがあるので解説する．

1．麻酔と術前処置

　硝子体圧が高いと，①連続環状嚢切開（continuous curvilinear capsulorhexis：CCC）が外へ流れる，②チン小帯断裂や後嚢破損のリスクが増加する，③虹彩損傷や駆逐性出血のリスクが増える等

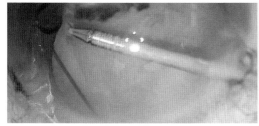
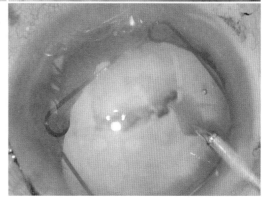

a|b
―――
c

図 2.
a：角膜混濁が現局している症例．頭側は視認性が良いので，トリパンブルーで前嚢を染色すると CCC のエッジがよく見える．
b：角膜混濁の手前で一度 CCC を作るのを止めて持ち直す．
c：CCC が角膜混濁を超えたところ．角膜混濁が強いところで CCC のエッジを離してしまうと再度把持し直すのがとても困難なので，把持し続ける．

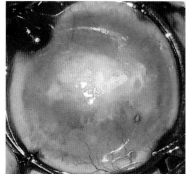
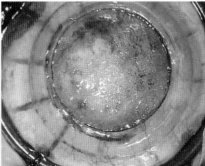
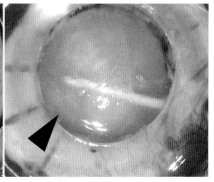

a｜b｜c

図 3.
a：角膜混濁の強い症例．通常の照明だと散瞳具合もわからない．
b：同一症例に対して角膜半層切開を行ったが，深さが不十分で視認性が悪いままである．
c：混濁がなくなるまで深い層を露出させると水晶体や虹彩の構造が視認できるようになった．図はトリパンブルーで前嚢を染色し，サイドポート前嚢攝子で CCC を作成しているところ（黒矢頭が CCC のエッジ）．

良いことがない．そのため当院では白内障手術併用の有無に限らず PK の際は球後麻酔を行ったうえ，ホナンバルーンでの15分間の圧迫を行っている．IOL 縫着や瞳孔形成術が必要な症例や，角膜への虹彩の癒着が高度な症例では，open sky の時間が長くなるので可能であれば全身麻酔での手術が無難である．また，bull-necked，若年，極端な短・長眼軸，緊張が強い患者等は硝子体圧が高くなる傾向にある[5]ので，手術の際には硝子体圧の上昇の際の対応に関して，特に強く意識しておく必要がある（表2）．

2．前嚢切開

Open sky での前嚢切開は難易度が高いので，できることならば closed での CCC を目指す．角膜混濁がそれほど強くないか現局しており，顕微鏡に備え付きのスリット照明（VISULUX）で眼内の視認性がある程度保たれる症例では，トリパンブルーで染色した後，前嚢攝子を用いて CCC を完成させる（図1）．この際，視認性の良い部分での操作を心掛け，視認性の悪いところでは前嚢を離さないことが重要である（図2）．また，混濁が実質前方に現局している場合は角膜半層切開を併用

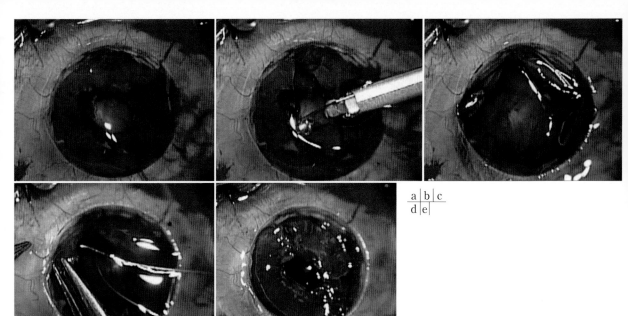

図 4.

a：角膜を打ち抜いたところ，小瞳孔を認めた．

b，c：Open sky で虹彩前腹切開を行いマリュージンリングを用いて瞳孔を拡張している．

d：IOL 挿入後に切開した瞳孔を縫合している．

e：虹彩縫合後．Open sky の時間は長くなってしまうが，open sky での虹彩縫合は closed で行うより容易で，瞳孔の形状を思い描いた形状にしやすい．

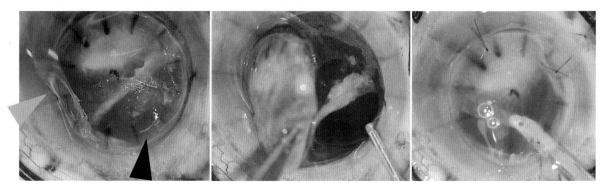

図 5.

a：Recipient 角膜をあえて一部切除していない（黄矢頭）．ECCE 後に破囊（黒矢頭）を認めたため，硝子体を処理する準備ができるまで残しておいた recipient の角膜で蓋をしている．

b：残した recipient 角膜をめくり，最小限の open sky で脱出した硝子体を処理している．

c：残した recipient の角膜を 3 針縫合し準閉鎖腔にしたうえで，シムコ針を用いて残存皮質を処理している．

する（図3）と，視認性が向上する．

　Open sky で前囊切開を行う際は，メス等の鋭利な刃物できっかけを作り，流れないように攝子を用いて小さい CCC から開始し，らせん状に拡大していく．この操作の際は前囊をドライに保つと視認性が上がる．また，空いた手で水晶体を少し押し下げるようにやるとやりやすい．前囊切開が流れてしまったら，カッチン剪刀に持ち替えて接線方向に切れ込みを入れて後囊に tear が回る前にすばやく前囊切開を完成させる．散瞳不良例には虹彩前腹切開やマリュージンリングの挿入で対応する（図4）．

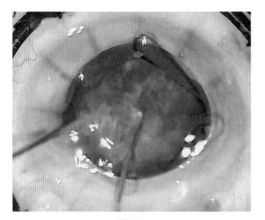

図 6.
フック 2 本を使用して水晶体を脱臼させている．水晶体を嚢内から回しながら娩出すると容易にできる．

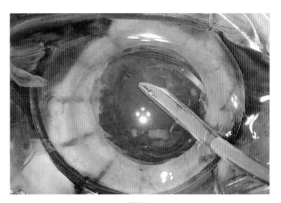

図 7.
AI レンズを用いて準閉鎖腔を作りシムコ針で残存皮質を吸引している．ないよりはましだが，前房形成の能力は低いので過信してはいけない．

3．Recipient 角膜の打ち抜き

基本的には通常の PK と変わらないが，open sky になる前に開瞼器を緩め，硝子体圧を下げる．グラフトがドナーパンチで準備されていること，その後の操作で使用する物品が使用順に位置されていることを確認し，open sky での操作が最小限の時間になるよう努める．カッチン剪刀で角膜を切離した際に硝子体圧が強いと粘弾性の出る勢いが強い．その際は必要に応じて core vitrectomy を併用する．打ち抜いた角膜は破嚢時の処理や，IOL 縫着術を行う必要が出た場合等，創の閉鎖が必要になったときに使用するので完全に切除せずに 1 か所のヒンジを残しておくか，完全に切除した場合は捨てずにとっておく（図 5）．

4．核の娩出

娩出の際には hydro-dissection（できたら hydro-delamination も）を行う．Hydro-dissection によって核の娩出がされることが多いが，硝子体圧が低い場合や CCC が小さい場合は娩出されないこともある．その際はフックを使用して娩出する（図 6）．娩出した後はシムコ針等を用いて皮質を吸引する．その際 AI レンズ（図 7）を載せると視認性が向上するのと，ある程度前房が形成されるので操作が容易になる．

5．IOL 挿入

嚢を粘弾性物質で膨らませ，IOL の loop を嚢内に入れる．その後 IOL を下に抑えるようにしてハ

プティクスを入れる．この際 loop が固いレンズのほうが良いので，当院では Alcon 社製の CZ70BD を用いている．硝子体圧が高く後嚢が膨隆していると容易に破嚢するため，グラフトを 4 針縫合し，前房圧を高めた状態で IOL を挿入する．

6．後嚢破損が生じたら

まずは各片や皮質が硝子体腔に脱落しないように処理する．その後硝子体を処理し，IOL 嚢外固定ができるのであれば前嚢の上に置く．嚢外固定が難しい場合は後述の IOL 縫着を行うか，後日角膜の視認性が改善したタイミングで二期的に IOL 縫着術もしくは IOL 強膜内固定術を予定する．

PK＋IOL 縫着術の手術手技

角膜混濁を伴う無水晶体眼に PK を行うときや，先述した破嚢の際には PK＋IOL 毛様溝縫着術を行う．Recipient 角膜の打ち抜きや縫合は通常通りであるが，眼球が虚脱すると作成の難しい強膜フラップや open sky の時間を最小限にするために角膜を打ち抜く前に IOL の準備をしておく．

1．強膜フラップの作成

2 時と 8 時の 2 か所の結膜を切開し，強膜を露出する．角膜輪部から 1.5 mm の部分の強膜をマーキングしてそこを含むように強膜を半層切開し，フラップを作成する．眼球の虚脱を防ぐためにフリリンガーリング（西田式リング）を通常より

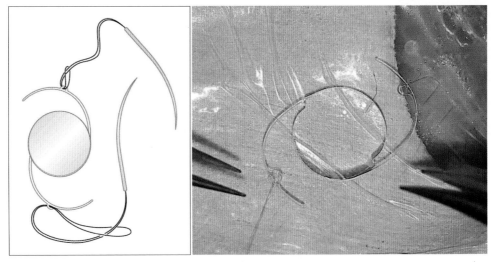

図 8. a｜b

a：Loop についた hole に PC-9(Alcon)を通しておく.

（文献 6 より許可を得て引用）

b：実際のレンズに糸を通した後の写真. 糸が絡まりやすいので, 糸が絡まらないように整理して置いておく. 助手にレンズを支えてもらうか, 粘弾性の上に固定するとやりやすい.

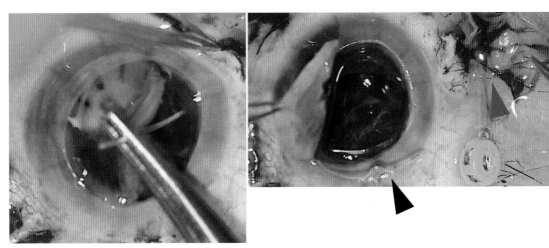

図 9. a｜b

a：Open sky で PC-9 を強膜に向けて通糸しているところ. 左手は針が出てくるときにカウンターをかけ, 眼球のゆがみを最小限にコントロールする.

b：IOL を眼内に挿入した後（黒矢頭は IOL の loop）, 2 時にある縫合糸（青矢頭）を絡まらないように軽く引っ張りながら IOL を挿入していく.

多めの 6 針で縫合する.

2. 縫着用 IOL の準備

IOL の縫着においても当院では Alcon 社の CZ70BD を用いている. IOL の loop についた hole に 10-0 プロリン（Alcon PC-9）を cow-hitch 法を用いて通糸する（図 8）. 無理な力をかけると loop が折れてしまうので, 絡まないようにしておく.

3. IOL 挿入まで

Recipient 角膜を切除した後, 前部硝子体切除, 特に刺入予定部の硝子体を硝子体カッターで処理する. その後, PC-9 の針先が虹彩後葉の組織を拾わないように気を付けながら硝子体腔から事前にマーキングしておいた輪部から 1.5 mm の部位を狙い刺入する（図 9）. 糸を手繰り, 虹彩に引き

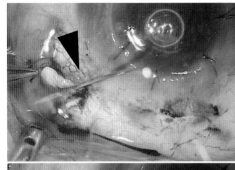
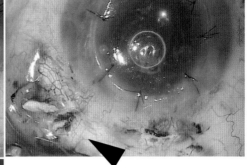
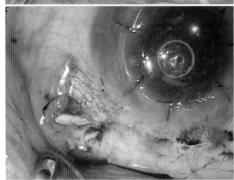

```
a b
c
```

図 10.
a：最初に作成した強膜フラップの下の強膜を PC-9 で半層すくい通糸する（黒矢頭）.
b：一部 loop を残しつつ縫合糸を手操る.
c：残した loop に糸を結び付け，断端が結膜上に出ると異物感や感染の温床になるので断端を強膜フラップの下に押し込み，結膜を閉じる.

つれができていないかを確認した後，反対側も同様に刺入した後，光学部を虹彩の下に誘導し，糸を手繰った後，IOL の偏位や位置等を確認する.

4．ドナー角膜の縫合から手術終了まで

IOL を挿入したら通常通り粘弾性物質を IOL および虹彩の上に入れ，グラフト角膜内皮面を保護し，速やかに角膜を 4 針縫合する．BSS を IOL と虹彩の間から硝子体へ注入し眼球形状を正常化させ乱視をできるだけ生じないように気を付けながら角膜を縫合する．角膜の縫合が終了したところでプロリンの両端を引っ張り IOL の位置を調整し，強膜フラップに縫合糸を固定する（図 10）．その際，糸を切らないように位置には十分注意する．縫合が終わったら断端をフラップ内に押し込み，結膜を縫合して終了する.

さいごに

水晶体再建術を併用した PK は適切に運用されれば非常に有用な術式であるが，難易度も高く，合併症が発生するリスクも高い．術者はデメリットや合併症が生じた場合の対応も理解したうえで手術に挑むべきである．PK triple や PK＋IOL 縫

着術を安全に行うためには，術前・術中の硝子体圧のコントロールが最も重要である．また，open sky の時間を最小限にするために，手術をイメージして事前に治療戦略を練り，minimum な手術を行うことで合併症のリスクを大幅に軽減することができる.

文　献

1) Shimmura S, Ohashi Y, Shiroma H, et al：Corneal opacity and cataract：triple procedure versus secondary approach. Cornea, 22(3)：234-238, 2003. doi：10.1097/00003226-200304000-00010

2) Green M, Chow A, Apel A：Outcomes of combined penetrating keratoplasty and cataract extraction compared with penetrating keratoplasty alone. Clin Exp Ophthalmol, 35(4)：324-329, 2007. doi：10.1111/j.1442-9071.2007.01481.x

3) Martin TP, Reed JW, Legault C, et al：Cataract formation and cataract extraction after penetrating keratoplasty. Ophthalmology, 101(1)：113-119, 1994. doi：10.1016/s0161-6420(13)31252-4

4) Gruenauer-Kloevekorn C, Kloevekorn-Norgall K, Duncker GI, et al：Refractive error after triple and non-simultaneous procedures：is the application of a standard constant keratometry

value in IOL power calculation advisable? Acta Ophthalmol Scand, **84**(5)：679-683, 2006. doi：10.1111/j.1600-0420.2006.00705.x

5）Alkharashi M, AlAbdulhadi HA, Otaif W, et al：Incidence, Pathophysiology, Complications, and Management of Positive Vitreous Pressure During Penetrating Keratoplasty：A Literature Review.

Clin Ophthalmol, **17**：583-590, 2023. doi：10.2147/OPTH.S382502

Summary 角膜移植術中の硝子体圧の上昇の要因と対処法を示した論文.

6）島﨑 潤：これで完璧角膜移植：全層角膜移植，上皮移植，DALK，DSAEK など基本から最新のテクニックまで. 南山堂，2009.

Monthly Book

2018. **3** 月増大号

No.

OCULISTA
オクリスタ

60

進化する
OCT活用術
―基礎から最新まで―

編集企画

辻川明孝　京都大学教授

2018年3月発行　B5判　134頁　定価5,500円 (本体5,000円+税)

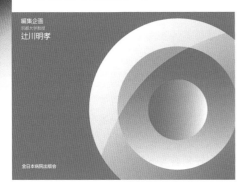

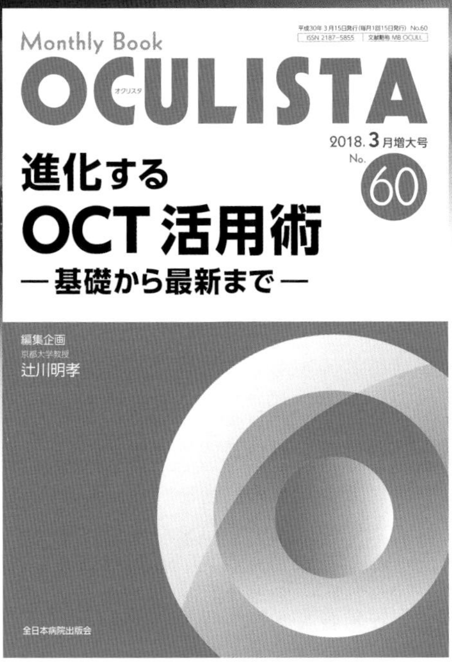

Monthly Book

OCULISTA
オクリスタ

平成30年3月15日発行(毎月1回15日発行) No.60
ISSN 2187-5855　全�発番 MB OCULI

2018. **3** 月増大号
No.
60

進化する
OCT 活用術
― 基礎から最新まで ―

編集企画
京都大学教授
辻川明孝

全日本病院出版会

いまや眼科診療に欠かせない存在となった OCT。
進化を続ける OCT 活用術の基礎から応用まで、
疾患ごとにエキスパートが徹底解説。
日常診療ですぐに役立つ必携の一書です！

目次

OCTの現在・未来
前眼部OCT
緑内障
網膜硝子体界面病変のOCT
糖尿病網膜症, 網膜静脈閉塞症, 網膜動脈閉塞症
中心性漿液性脈絡網膜症とMacTel
加齢黄斑変性などの脈絡膜新生血管
強度近視
原因不明の視力障害・視細胞外節病・AZOORなど
網膜変性疾患におけるOCTの活用
腫瘍・悪性リンパ腫
ぶどう膜炎・原田病
視神経疾患
網膜疾患に対するOCT angiography
脈絡膜血管病変のOCT angiography所見

全日本病院出版会
www.zenniti.com

〒113-0033 東京都文京区本郷 3-16-4　Tel：03-5689-5989
Fax：03-5689-8030

MB OCULI. No. 130 : 30-38, 2024

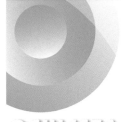

特集／Step up! 角膜移植術アップデート

角膜移植
―表層角膜移植（角膜穿孔への対応含む）―

門田　遊*

OCULISTA

Key Words： 表層角膜移植（anterior lamellar keratopathy）， 羊膜移植（amniotic membrane transplantation）， 角膜穿孔（corneal perforation）， 輪部デルモイド（limbal dermoid）， 再発翼状片（recurrent pterygium）

Abstract：表層角膜移植は，主に治療的角膜移植として角膜穿孔，輪部デルモイド，再発翼状片等に対して行われる．移植片は主に冷凍保存された強角膜切片を用いて行うため拒絶反応はほとんど生じない．角膜穿孔の原疾患は，感染性角膜炎，リウマチ性角膜潰瘍，特発性周辺部角膜潰瘍等がある．原疾患の病勢が進行している時期は治療用コンタクトレンズを装用し，可能な限り原疾患の治療を行い，病勢が衰えてから角膜穿孔に対する治療を行うことが望ましい．角膜穿孔に対する表層角膜移植は，穿孔の場所と大きさで扇形または円形の移植片を作製して行う．輪部デルモイドは，適切な時期にデルモイドを切除し，欠損部に対して円形の表層角膜移植を行うが，手術前後の弱視治療も重要である．再発翼状片では，切除後に増殖組織に対するバリアの目的で輪部に扇形の表層角膜移植が行われる．

表層角膜移植の適応

　表層角膜移植は，現在では主に治療的角膜移植として用いられることが多く，光学的角膜移植としては広義の表層角膜移植である深層層状角膜移植が行われている．移植片は主に冷凍保存された強角膜切片を用いて行うため拒絶反応はほとんど生じない．本稿では，治療的角膜移植として行われる表層角膜移植について述べる．治療的表層角膜移植は，①組織の欠損に対する充填，②病的部位の除去ならびにその充填として行われ，①は角膜穿孔，②は輪部デルモイドおよび再発翼状片等で行われる[1]．

角膜穿孔への対応

　角膜穿孔への対応を図1に示す．角膜穿孔は外傷性と非外傷性に分けられる．

1. 外傷性角膜穿孔

　外傷性角膜穿孔においては，角膜組織が欠損することはほとんどないため表層角膜移植は必要ない場合が多い．外傷で穿孔部および眼内が菌で汚染されている可能性がある場合には，抗菌薬入りの眼内灌流液で創部洗浄あるいは前房洗浄を行う．穿孔が小さい場合や自己閉鎖可能な症例では治療用コンタクトレンズの装用を行い，閉鎖が得られない場合や穿孔創が大きい場合は角膜縫合を行う．

2. 非外傷性角膜穿孔

　非外傷性角膜穿孔は，感染あるいは炎症により組織が融解し欠損を生じるため表層角膜移植が必要となる場合が多い．感染は，角膜ヘルペス，細

* Yu MONDEN，〒830-0011　久留米市旭町67　久留米大学医学部眼科学講座，教授（眼科移植再生医療担当）

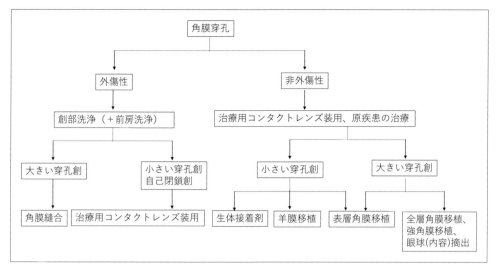

図 1. 角膜穿孔への対応

菌性角膜炎，角膜真菌症等が原因となり，炎症ではリウマチ性角膜潰瘍，特発性周辺部角膜潰瘍，重症ドライアイによる遷延性角膜上皮欠損等がある[2)3)]．感染による穿孔は中心部が多く，炎症による穿孔は周辺部に多いが[3)]，必ずしもそうでない場合もある．リウマチ性角膜潰瘍の穿孔は中間部と瞳孔辺縁部に多いという報告もある[4)]．原疾患の病勢が進行している時期は治療用コンタクトレンズを装用し，可能な限り原疾患の治療を行い，病勢が衰えてから角膜穿孔に対する治療を行うことが望ましいが，穿孔創が大きい場合は早急に治療的角膜移植が必要になることもある．感染の場合は，感染部位を完全に切除しないと感染が再燃するので注意を要する[5)]．炎症の場合は，副腎皮質ステロイド薬，免疫抑制薬等による消炎を十分行うことが重要であり，病勢が進行していると術後も再燃を繰り返し再穿孔する場合もあるので注意を要する[6)]．感染あるいは炎症の治療を十分行い病勢が収まった後であれば，穿孔創の大きさによりさまざまな治療法が選択される．穿孔創が小さい順に，治療用コンタクトレンズ装用，生体接着剤による被覆，羊膜移植，表層角膜移植，全層角膜移植，強角膜移植が行われる．もともと失明眼で眼内炎も伴っている場合は，眼球内容除去あるいは眼球摘出が選択されることもある（図1）．

1）治療用コンタクトレンズ

治療用コンタクトレンズは，主にシリコーンハイドロゲルコンタクトレンズが使用されている．応急処置として一時的に使用される場合が多い．ただしコンタクトレンズによる感染に注意を要するため，筆者らの施設では使用前には結膜嚢細菌培養を行い，コンタクトレンズの脱着は可能な限り眼瞼および結膜嚢の消毒を行い，コンタクトレンズの把持は清潔な攝子で行っている．また装用が長期になる場合は，2～3か月ごとに結膜嚢およびコンタクトレンズの細菌培養を行うようにしている．一度外したレンズは生理食塩水で洗浄したとしても再装用することはせず毎回必ず捨て，再度装用する場合は新しいレンズに交換する．角膜穿孔以外の疾患で治療用コンタクトレンズを装用する症例では最初は1～2週後に交換し，最終的に4週ごとの交換まで延長するが，角膜穿孔の症例では，閉鎖が得られてもコンタクトレンズの脱着が刺激になって再穿孔する可能性があるため，感染に注意しつつ最初から3～4週連続装用を行う．その場合レンズを外すときは，刺激にならないよう生理食塩水等で多めに点眼し眼表面に十分潤いを与えてから外す．図2の症例のように，穿孔後1週ごとにコンタクトレンズを外して確認していると閉鎖しなかった場合でも，4週連続装用することによって閉鎖する場合もある．治療用コンタクトレンズで前房が形成されても創部が眼圧により前方に突出する形になっている場合は，眼圧降下薬の内服あるいは点眼を行う[2)]．

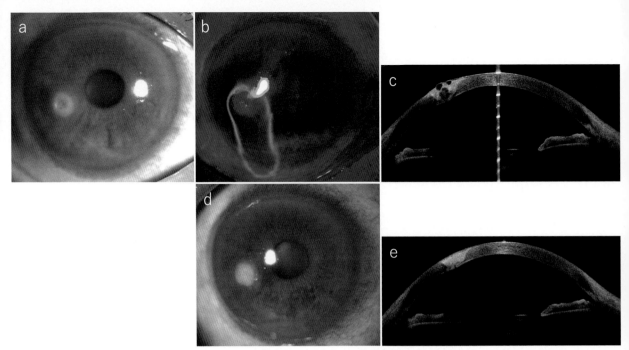

図 2. 治療用コンタクトレンズによる角膜穿孔閉鎖例

54歳,男性.右)角膜鉄片異物除去後3か月で穿孔し,治療用コンタクトレンズを装用したが1か月閉鎖しなかったため紹介受診した.前医で治療用コンタクトレンズを1週ごとに交換していたため,当院では1か月連続装用したところ閉鎖した.念のため,あと1か月装用して中止したところ,再穿孔は認めていない.

a：初診時前眼部写真.耳側角膜に角膜実質瘢痕混濁と中央に小さい穿孔創を認める.視力は(0.7)であった.
b：初診時前眼部フルオレセイン染色写真.角膜穿孔創に一致して前房水の漏出を認める.
c：初診時前眼部 OCT.角膜穿孔部に一致して実質の欠損を認める.
d：角膜穿孔閉鎖後1か月の前眼部写真.角膜穿孔創は閉鎖し,角膜実質瘢痕混濁を残すのみとなった.視力は(1.0)と改善した.
e：角膜穿孔閉鎖後1か月の前眼部 OCT.初診時にみられた角膜実質欠損は消失している.

2）医療用生体接着剤

治療用コンタクトレンズで閉鎖が得られず,穿孔創が小さい場合は医療用生体接着剤を使用して閉鎖術を行うか検討する.生体接着剤はシアノアクリレートが用いられることが多い.方法は,できるだけドライな状態にして穿孔創を覆うようにシアノアクリレートを塗布し,接着剤が流れない程度に水分を塗布し硬化させて治療用コンタクトレンズを装用する[7].シアノアクリレートの使用は,保険適用外なので倫理委員会の承認を得て行う必要があるが,手技が容易で手術時間も短時間で行えるという利点がある.そのため単回で閉鎖が得られなくても複数回行うことも可能である.海外では単回施行で55%,複数回施行で72%の閉鎖が得られたという報告があり[8],本邦の報告で

も症例数は少ないが単回施行で50%,複数回施行で80%の閉鎖が得られている[7].いずれの報告でも小さい穿孔創で閉鎖が得られている.

3）羊膜移植

羊膜移植も小さい角膜穿孔に対して行われる.方法としては,羊膜を穿孔創に詰める羊膜スタッフを行ったうえに,羊膜グラフトを行い,最後に羊膜パッチを行い,治療用コンタクトレンズを装用する[9)10].図3のように,角膜穿孔創が瞳孔縁に位置していると,表層移植であれば瞳孔を含めた円形の移植片を用いるために,穿孔創に比較すると広範囲な移植となり,術後に不正乱視が生じ視力低下する可能性がある.羊膜移植であれば,表層移植に比べ術後角膜形状に大きな変化を起こす可能性が低いことが利点である.羊膜移植による

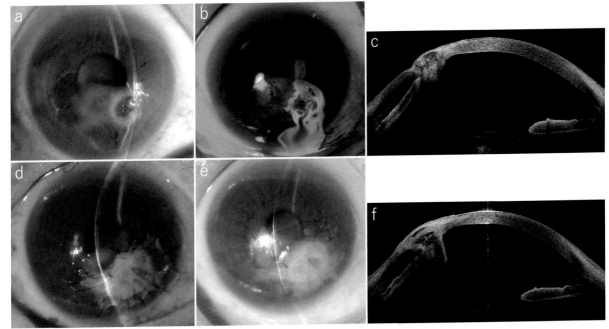

図 3. 羊膜移植による角膜穿孔閉鎖例

76歳，女性，乳がんに対し化学療法中．右）黄斑浮腫を認め，非ステロイド性抗炎症薬点眼を処方され1か月後に角膜穿孔をきたし，治療用コンタクトレンズ装用にて閉鎖，再穿孔を繰り返し9か月後に紹介受診した．角膜穿孔創は瞳孔縁に位置しており，周囲は角膜実質瘢痕混濁を認め，穿孔創にはすでに虹彩が癒着し時間が経過していた．羊膜移植と表層移植を提案したところ，羊膜移植を選択され術後閉鎖した．

a：初診時前眼部写真．瞳孔領下方に角膜実質瘢痕混濁を認め，鼻下側瞳孔縁に角膜穿孔創を認め，裏面に虹彩が癒着している．視力は(0.4)であった．
b：初診時前眼部フルオレセイン染色写真．角膜穿孔創から前房水の漏出を認める．
c：初診時前眼部OCT．角膜穿孔部に虹彩が癒着し，まだらに角膜実質の欠損を認める．
d：羊膜移植後2週の前眼部写真．羊膜パッチを除去した後で，羊膜スタッフおよび羊膜グラフトが，10-0ナイロン糸で縫合されている．
e：羊膜移植後1年の前眼部写真．角膜穿孔創は閉鎖し，角膜実質瘢痕混濁を残すのみとなった．視力は(0.5)と不変であった．
f：羊膜移植後1年の前眼部OCT．角膜実質欠損は一部残存しているが，術前と比較し連続性が保たれている部分が存在している．

角膜穿孔の閉鎖率は73〜100%とさまざまである[2)10)]．

4）表層角膜移植

これまで述べた治療用コンタクトレンズ，医療用生体接着剤，羊膜移植は，小さい角膜穿孔に対して行われ，侵襲は低いが穿孔の閉鎖は100%とはいえない．大きい角膜穿孔あるいは確実に閉鎖したい場合には，表層角膜移植を行う．

移植片の形は，穿孔の場所と大きさで扇形または円形を選択して行う．扇形の移植片は，主に周辺の穿孔に用いる．具体的な手術法は，切開創が瞳孔にかからないようにトレパンで印をつけ穿孔周囲の角膜表層を切除し，ドナー角膜を同じ形に整えて10-0ナイロン糸にて縫合する（図4）．ドナー角膜の厚みは，穿孔部に当たる部分は厚く残して周囲を薄くして段差が出ないようにする．図5は扇形の移植片を用いた症例である．

瞳孔の近くに穿孔を認める場合は，瞳孔中心に切開創および縫合糸がかからないようなデザインにするために円形の移植片を用いる．瞳孔から離れていても穿孔が大きい場合は，扇形は難しいため円形の移植片を用いる（図6）．図7は円形の移植片を用いた症例である．扇形，円形の移植片どちらも縫合時は，瞳孔に近い場所はバイトを短く

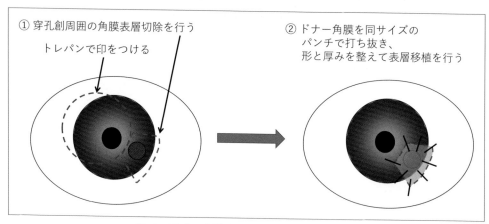

図 4. 扇形の移植片を用いた表層移植の術式

① 穿孔創周囲の角膜表層切除を行う

トレパンで印をつける

② ドナー角膜を同サイズの
パンチで打ち抜き、
形と厚みを整えて表層移植を行う

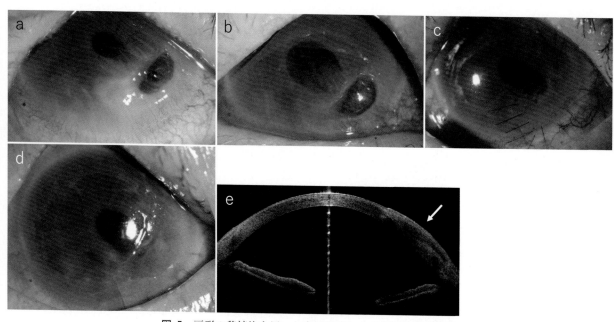

図 5. 扇形の移植片を用いた表層移植による角膜穿孔閉鎖例

80歳，男性．左）角膜穿孔周囲に角膜浸潤があり，細菌が検出されたため，治療用コンタクトレンズを装用し抗菌薬にて治療を行い，1週後に角膜浸潤は消失したが，角膜穿孔の拡大を認めたため表層角膜移植を施行した．

a：角膜穿孔時前眼部写真．耳下側角膜周辺部に角膜穿孔を認め，虹彩が嵌頓している．穿孔創周囲には感染によると考えられる角膜浸潤を認めた．

b：角膜穿孔後1週の前眼部写真．抗菌薬治療により，角膜穿孔周囲の角膜浸潤は消失しているが，穿孔創は拡大し虹彩嵌頓の程度が強くなっている．

c：表層角膜移植後1か月の前眼部写真．扇形の表層角膜移植を行い，10-0ナイロン糸にて縫合されている．嵌頓していた虹彩は術中切除し虹彩縫合を施行した．

d：表層角膜移植後3年の前眼部写真．角膜縫合の10-0ナイロン糸は抜糸されている．

e：表層角膜移植後3年の前眼部OCT．表層角膜移植により穿孔創が覆われている（矢印）．瞳孔は変形しているが，前房は形成され虹彩縫合部の虹彩前癒着はない．

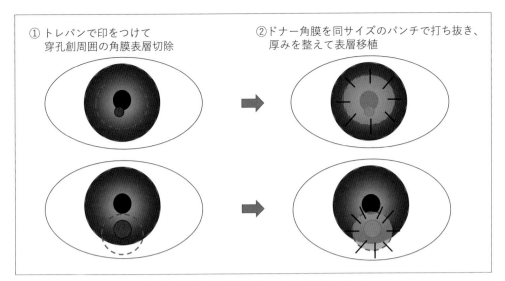

① トレパンで印をつけて
　穿孔創周囲の角膜表層切除

② ドナー角膜を同サイズのパンチで打ち抜き、
　厚みを整えて表層移植

図 6. 円形の移植片を用いた表層移植の術式

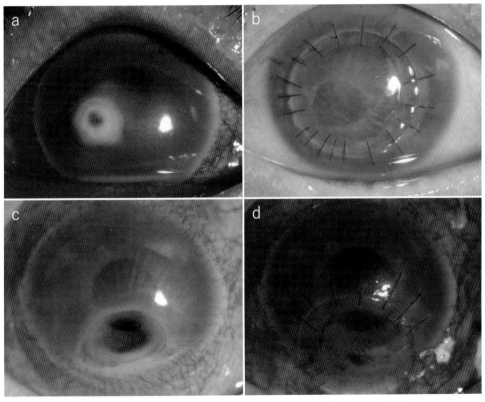

図 7. 円形の移植片を用いた表層角膜移植による角膜切迫穿孔閉鎖例

a：術前の前眼部写真. 71 歳, 男性. 左)原因不明の感染性角膜潰瘍に対し, 抗菌薬および抗真
　菌薬による治療に反応せず悪化し角膜切迫穿孔を認めたため, 病巣切除と表層角膜移植を施
　行した. 術前, 角膜切迫穿孔周囲に角膜浸潤を認め, 前房蓄膿も伴っていた.

b：a の表層角膜移植後 10 日の前眼部写真. 角膜浸潤部のみ全層で切除し, 瞳孔を含めた円形
　の表層角膜移植を施行した. 術中, 抗菌薬および抗真菌薬入りの眼内灌流液で前房洗浄を行っ
　た. 浸潤部の角膜組織からプロコット染色陽性の酵母菌と考えられる菌体が検出された.

c：術前の前眼部写真. 84 歳, 男性. 左)ヘルペス性角膜潰瘍に対し, 抗ウイルス薬の局所およ
　び全身投与を行ったが角膜切迫穿孔を認めたため, 表層角膜移植を施行した.

d：c の表層角膜移植後翌日の前眼部写真. 切迫穿孔部が大きいため円形の表層角膜移植を施行
　し, 瞳孔領内の縫合はバイトを短くしている.

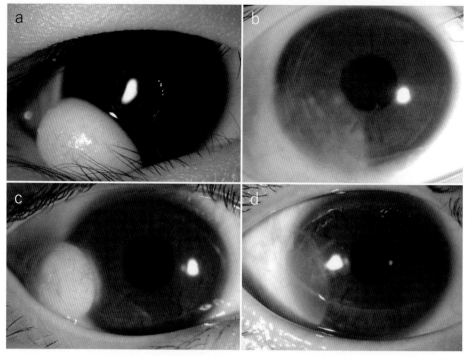

図 8. 輪部デルモイドの症例

a：術前の前眼部写真．4歳，女性．生下時より右)輪部デルモイドを認め，弱視治療
　をしていたが，視力検査ができるようになり視力不良であったため手術を施行した．
　視力は (0.3× +6.0 D = cyl −7.0 DA 40°) であった．

b：aの術後1年の前眼部写真．術後ハードコンタクトレンズを装用し弱視治療を行い，
　視力は (0.7× +6.0 D = cyl −6.0 DA 30°)(1.0×HCL)と改善した．

c：術前の前眼部写真．16歳，男性．右)輪部デルモイドを認め，整容的に手術を希望
　された．視力は 0.1(0.5× +1.5 D = cyl −3.5 DA 15°)であった．

d：cの術後1年の前眼部写真．術後視力は 0.7(0.9× +0.5 D = cyl −2.0 DA 5°)と改善
　した．

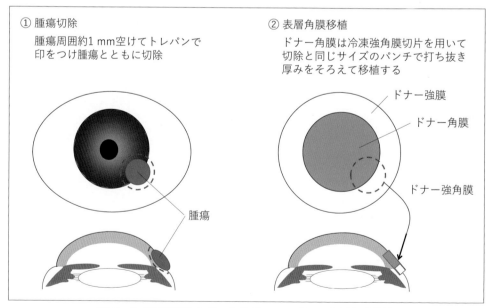

図 9. 強角膜移植片を用いた輪部デルモイドの表層角膜移植

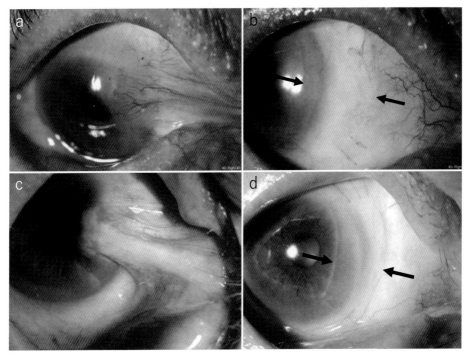

図 10. 表層角膜移植を併用した再発翼状片症例

　a：術前の前眼部写真. 72 歳, 男性. 過去に 4 回手術を施行され再発した症例

　b：a の術後 3 年の前眼部写真. 翼状片切除, 自己結膜弁移植, 羊膜移植, マイトマイシン C 塗布とともに輪部に保存強角膜を用いて扇形の表層移植(矢印と矢印の間が移植片)を行い, 瞼球癒着および翼状片の再発は認めていない.

　c：術前の前眼部写真. 81 歳, 男性. 過去に 1 回しか手術をされていないが, 強い瞼球癒着を伴い再発している.

　d：c の術後 1 年の前眼部写真. 翼状片切除, 自己結膜弁移植, 羊膜移植, マイトマイシン C 塗布とともに輪部に保存強角膜を用いて扇形の表層移植(矢印と矢印の間が移植片)を行い, 瞼球癒着および翼状片の再発は認めていない.

（文献 13 の図を引用改変）

し, できるだけ瞳孔中心に糸がかからないように行う. 虹彩脱出に対しては, 可能なら虹彩を十分洗浄して整復するが無理なら切除する. 虹彩切除が大きい場合は 10-0 プロリン糸にて虹彩縫合を行う. 最後に治療用コンタクトレンズを装用する. 角膜縫合糸は端々縫合なので, 緩んだ糸はすぐに抜糸し, 緩みがなくても半年程度経過したら抜糸をしたほうが糸による感染を予防できる.

輪部デルモイド

　輪部デルモイドは, 角膜輪部に発生する先天の良性腫瘍であり, 耳下側に多く認める. 角膜乱視が強いと弱視になるため, 早期から眼鏡装用と健眼遮閉による弱視治療を行う. 手術の時期は, デルモイドが瞳孔中心にかかっていなければ, 視力測定が可能となる 2〜3 歳頃からで, 乱視が強く眼鏡装用と弱視治療で視力が向上しない場合に, 5 歳くらいまでに手術を行う. その場合は術後ハードコンタクトレンズの装用を行い, 弱視治療を続け視力向上を目指す(図 8-a, b). ある程度視力が出ていれば, 就学前に手術を考える. 視力良好の場合は, 整容的に希望したときに行う(図 8-c, d). 一般には手術後に乱視の軽減は期待できず, 術後乱視が増強する可能性もあるため, 術前から十分な弱視治療と説明が重要といわれている[11]. 具体的な手術法は図 9 に示すように, 腫瘍周囲の結膜を剝離後, 腫瘍ぎりぎりのところから 1 mm 程度大きいトレパンで印をつけ, 腫瘍を切除し, 同じサイズのドナー角膜を移植する. 移植する角膜は, 一般的には中央の角膜を用いるが[11], 筆者らの施

設では腫瘍があった輪部と同様の位置をパンチで打ち抜き移植しており，同様の方法で移植を行っている報告もある[12]．ドナー角膜は切除した厚みに合わせて薄くする．またレシピエントと段差ができないように辺縁はさらに薄くして10-0ナイロン糸で端々縫合し，瞳孔に糸がかからないようにする．最後に結膜を縫合し，治療用のコンタクトレンズを装用する．

再発翼状片

再発翼状片に対する表層移植は，病的部位の除去ならびにその充填であるが，増殖組織に対するバリアの目的で行われる．筆者らの施設では，正面視でも複視があるような重度の眼球癒着を伴う症例に対し，翼状片切除，自己結膜弁移植，羊膜移植，マイトマイシンC塗布とともに輪部に保存強角膜を用いて扇形の表層移植を行い良好な成績を得ている[13]（図10）．他施設においても同様に輪部に表層角膜移植を行い良好な成績を得ている[14]．

文　献

1) 杉田潤太郎：表層角膜移植．眼科プラクティス13 角膜外科のエッセンス（坪田一男編）．文光堂, pp. 119-121, 2007.
   Summary　表層移植についてわかりやすく解説している．
2) Jhanji V, Young AL, Mehta JS, et al：Management of corneal perforation. Surv Ophthalmol, 56：522-538, 2011.
   Summary　角膜穿孔に対する対処法についてのレビューであり，一度は目を通しておきたい文献．
3) 後藤田哲史，鈴木　崇，糸川貴之ほか：非外傷性角膜穿孔症例の原因と治療についての検討．眼科, 62：1353-1360, 2020.
4) 野崎優子，福岡秀記，稲富　勉ほか：リウマチ性角膜潰瘍穿孔例に対する臨床的検討．日眼会誌, 122：700-704, 2018.
5) Tuli S, Gray M：Surgical management of corneal infections. Curr Opin Ophthalmol, 27：340-347, 2016.
6) 川村裕子，吉田絢子，白川理香ほか：周辺部角膜穿孔に対する治療的表層角膜移植術の術後経過．日眼会誌, 123：143-149, 2019.
7) 織田公貴，子島良平，小野　喬ほか：角膜穿孔に対するシアノアクリレートによる角膜穿孔閉鎖術の有用性の検討．日眼会誌, 125：579-585, 2021.
8) Yin J, Singh RB, Al Karmi R, et al：Outcomes of cyanoacrylate tissue adhesive application in corneal thinning and perforation. Cornea, 38：668-673, 2019.
9) 島﨑　潤：羊膜移植．眼手術学（西田幸二，横井則彦，前田直之編），文光堂, pp. 104-108, 2013.
   Summary　羊膜移植についてわかりやすく解説している．
10) Fan J, Wang M, Zhong F：Improvement of amniotic membrane method for the treatment of corneal perforation. Biomed Res Int, Epub 2016. doi：10.1155/2016/1693815.
11) 奥村直毅，外園千恵，横井則彦ほか：表層角膜移植術を行った輪部デルモイド21例．眼紀, 54：425-428, 2003.
12) Yao Y, Zhang MZ, Jhanji V：Surgical management of limbal dermoids：10-year review. Acta Ophthalmol, 95：e517-e518, 2017.
13) Monden Y, Nagashima C, Yokote N, et al：Management of recurrent pterygium with severe symblepharon using mitomycin C, double amniotic membrane transplantation, cryopreserved limbal allograft, and a conjunctival flap. Int Med Case Rep J, 13：201-209, 2020.
14) Miyai T, Hara R, Nejima R, et al：Limbal allograft, amniotic membrane transplantation, and intraoperative mitomycin C for recurrent pterygium. Ophthalmology, 112：1263-1267, 2005.

MB OCULI. No. 130 : 39 - 46, 2024

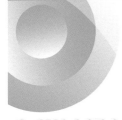

特集／Step up! 角膜移植術アップデート

ボーマン層移植

加藤直子*

Key Words : ボーマン層移植(Bowman layer transplantation)，円錐角膜(keratoconus)，角膜平坦化(corneal flattening)，ボーマン層断裂(Bowman layer breakage)

Abstract : ボーマン層移植は，ドナー角膜のボーマン層を円錐角膜眼の実質内に移植し，角膜前面の平坦化と視機能の改善を期待する新しい角膜パーツ移植である．ドナー角膜からボーマン層を分離してグラフトを作成し，レシピエントの角膜実質内に作成したポケットの中に移植する．5〜10 D 程度の角膜の平坦化とそれに伴う屈折度数の軽減，視力の改善が得られる．細胞成分を移植しないため拒絶反応がなく，術後の合併症はほとんど報告されていない．円錐角膜の進行を停止させる効果があるかどうかについては，まだデータ不十分である．ボーマン層移植の作用機序，長期成績については明らかになっていない点も多いが，円錐角膜に対する新しい低侵襲の角膜移植として，注目する価値のある治療法である．

ボーマン層移植とは

円錐角膜眼への角膜移植としては，一般的に全層角膜移植と深層層状角膜移植のどちらかが行われる．これらの術式は，ハードコンタクトレンズの装用が難しくなった重症例に対して最終手段として行われることが多い．しかし，近年になり，全く異なるコンセプトであるボーマン層移植が登場した[1〜3]．

ボーマン層移植は，2014 年に van Dijk らによって初めて報告された角膜パーツ移植である[4)5)]．ドナー角膜から採取したボーマン層を，レシピエント角膜実質内に作成した層状のポケットの中に挿入する．細胞成分は移植しないために，拒絶反応のリスクはない．

術後は，術前に比べて 5〜10 D 程度の角膜前面の平坦化がみられ，屈折度数，矯正視力ともに改善がみられたと報告されている．

ボーマン層移植の概念

ボーマン層は，角膜上皮基底膜の直下，実質の最表層に位置する 8〜14 μm の層である(図 1)．ボーマン層は細胞成分を含まず，実質よりやや小型のコラーゲン線維と，ムコ多糖から構成される．角膜実質のコラーゲンは平行に配列するが，ボーマン層のコラーゲンは無作為に配列している．ボーマン層と角膜上皮基底膜との境界は明瞭だが，その下の実質との間の境界はやや曖昧である．ところどころに角膜の知覚神経が通る窓孔構造を持つ[6)]．治療的角膜切除術等でボーマン層を切除してしまっても臨床上問題となることは少なく，ボーマン層が生体の角膜でどのような役割を担っているのかについてはまだ不明なことが多い[7)8)]．

重度の円錐角膜では，ボーマン層の断裂がみられることが知られている(図 2)．このボーマンの断裂は，角膜移植が必要となった重度の円錐角膜

* Naoko KATO，〒107-0061　東京都港区北青山 3-3-11 ルネ青山ビル 4 階　医療法人社団南青山アイクリニック東京

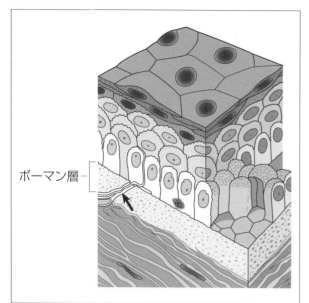

図 1. ボーマン層のシェーマ図
5層前後の重層扁平非角化上皮層の直下にボーマン層が存在する。直下にはコラーゲンが平行に配列する角膜実質がある。ボーマン層のところどころには角膜の知覚神経が通る窓孔構造(矢印)がある。

（文献6をもとに作図）

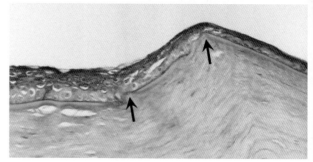

図 2. 角膜移植により摘出された円錐角膜眼のボーマン層(PAS染色)
角膜頂点付近のボーマン層にところどころ断裂(矢印)が観察される。

の標本では必ずみられるといってよい所見だが、それが円錐角膜の病態生理にどのような影響を及ぼしているのか、またどの程度の重症度になると発症するのかについては、筆者の調べた限りでは明確なデータは示されていない。Grieve らは、生体共焦点顕微鏡を用いて円錐角膜眼を観察し、ボーマン層の菲薄化、ねじれ、断裂等がみられたと報告しているが、いつ頃からみられるのかについては依然として曖昧である[9]。しかし、何らかの潜在的なボーマン層の脆弱性が円錐角膜の病態発症と増悪に寄与している可能性は考えられるのかもしれない。

ボーマン層移植は、正常なドナー角膜のボーマン層を円錐角膜眼の実質内に移植することにより、円錐角膜眼の角膜実質を強靱にし、角膜形状を平坦化する目的で考案された。しかし、その機序や効果が明確に示されているとはまだ言えないことは忘れてはならない。

ボーマン層移植の手技

必要な器具

1．鑷　子(図3)

ケルマン・マクファーソン鑷子のような、先端が長く角がありグラフトをしっかり把持できる鑷子が必要。

2．人工前房

DSAEK グラフトを作成するときに用いるものでよい。

3．D.A.L.K. スパチュラセット 3本組(図4)

レシピエント角膜にグラフトを移植するための層状ポケットを作成するために使用する。DORCの長さの異なる3本セットが使い勝手がよい。

ドナー角膜の準備(図5)

①ドナー角膜を人工前房に装着する。
②可能な限り圧を上げる。
③MQA 等でこすって上皮をできるだけ除去しておく。
④27 G の鋭針の歯を横にして、作成したいボーマン層グラフトの円周に沿ってボーマン層のみを切る。ここで実質にまで切れ込みを入れてしまうと、うまくボーマン層のみを分離できないので、ごく軽いタッチで滑らせるように切る必要がある。
⑤作成した切痕上を鑷子で輪部側から角膜中央側へ軽くこするようにして、ボーマン層の断端を少し立たせる。

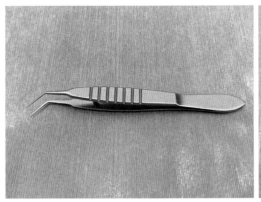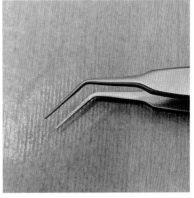

図 3. ボーマン層移植でドナーのグラフト作成に用いるケルマン・マクファーソン鑷子
長い先端に角があり，噛み合わせが良好なことが必須である．この長い先端で長軸
方向にボーマン層を把持して実質から分離させる必要があるからである．

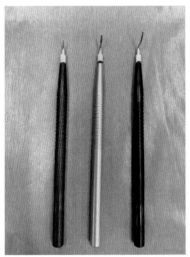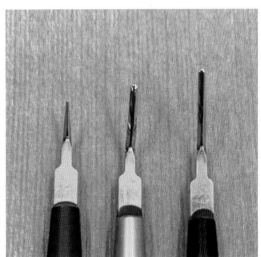

図 4. ポケット作成のための D. A. L. K. 専用スパチュラ(3 本組)
それぞれのスパチュラの先端部分の長さが異なり，ポケット作成の各段階により
使い分ける．

⑥ある程度の幅でボーマン層の断端がめくれてき
たら，円周に平行な方向でしっかり鑷子で把持
して，角膜中央側に向かってボーマン層を少し
ずつ剝離する．このとき，ボーマン層に亀裂が
入るのを避けるためには，できるだけ上に持ち
上げないように注意し，角膜実質に平行な方向
に引くようにする．

⑦何度か⑥を繰り返して全周のボーマン層を実質
から持ち上げる．円形のグラフトをすべて実質
より分離し，完成させる．

#マニュアルによるボーマン層のグラフト作
成は難しく，ある程度の練習が必要といえ
る．コツとしては，人工前房に角膜を設置
した際に，可能な限り圧を上げることと，
鑷子でグラフトを把持する際に，噛み合わ
せのよい角のある鑷子を使用することであ
る．図 3 に示すマクファーソン鑷子等が望
ましい．しっかり把持できないとグラフト
に亀裂が入り，円形のグラフトをうまく作
成できない．

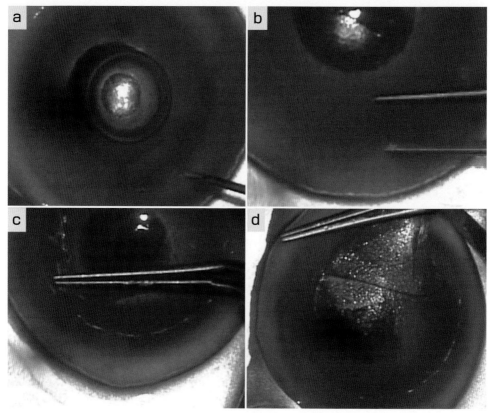

図 5. ボーマン層グラフト作成
ドナー角膜を人工前房に設置し，圧を上げる．MQA 等で上皮を除去した後，27 G 針の刃を角膜に横に滑らせるように当て，ボーマン層のみに切れ込みを入れる(a)．ケルマン・マクファーソン鑷子でボーマン層の切れ目を輪部側から角膜中央側にこするようにして，ボーマン層のエッジを際立たせる(b)．ある程度の幅でボーマン層の断端が立ったら，鑷子で長軸方向にしっかり把持して，角膜中央部方向にボーマン層を剥がしていく．このとき，ボーマン層を上に持ち上げずに，実質に押し付けるようにして剥がすのがコツである(c)．これを何度か繰り返し，ある程度の面積が剥がれたら，円形のグラフトすべてを実質から分離して完成させる(d)．

#グラフト作成の難度が高いために，フェムトセカンドレーザーを持っている施設では，フェムトセカンドレーザーを用いてグラフトを作成する方法も報告されている．その場合，レーザーの構造的な限界により，マニュアルでの作成に比べてグラフトが厚くなってしまうとされている．現時点までに報告されている成績を見る限り，用手的にグラフト作成したものと遜色ないようであるが，まだ症例数が少なく最終的な評価は早いだろう．

レシピエントへの移植（図 6）

①結膜を切開する．
②角膜輪部付近の強膜を白内障手術の際と同様に 5 mm 幅で三面切開する．
③創口と別の部分にサイドポートを作成し，前房を空気で置換する．
④D.A.L.K. 専用スパチュラを用いて，角膜実質にポケットを作成する．最初は短いもので切開創付近から作成し，適宜長いものに変更して，スパチュラを角膜実質のコラーゲン層に平行に動かしつつ直径 8 mm 程度のポケットを作成する．このとき，内皮側に穿孔しないように注意する．

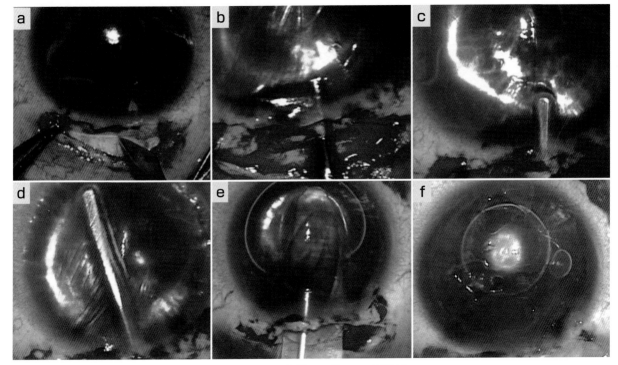

図 6. ドナー角膜へのボーマン層移植
結膜を切開し，白内障手術時のように 5 mm 幅で三面切開創を作成する(a)．D. A. L. K. スパチュラの最も短いものを用いて，輪部近くの実質にポケットを作成する(b)．続いて，スパチュラを徐々に長いものに替えて，角膜全体にポケットを拡大する．このときに，前房内に穿孔しないように注意する(c, d)．前房圧を低めにした状態で，IOL グライドで補助しながら作成したグラフトをポケット内に挿入する(e)．グラフトを展開し，前房圧を調整して終了する(f)．

⑤前房の空気を減らして圧を下げ，IOL グライド等を補助的に用いながら，トリパンブルーで染色したボーマン層グラフトをポケットに挿入する．挿入時にポケット内に少し人工房水を入れると挿入しやすい．

⑥グラフトをしわのないように展開し，前房圧を調整し終了する．

術後処置

術後は，0.1％フルオロメトロンと感染予防の抗生物質を処方する．フルオロメトロンは 6 か月程度で漸減，中止する．抗生物質は 1〜2 週間で中止する．

ボーマン層は細胞成分を含まないため，理論的には拒絶反応は起こらない．

ボーマン層移植の成績

世界の文献を紐解くと，ボーマン層移植は円錐角膜眼の前面の角膜屈折力を 5〜10 D 程度平坦化させると報告されている．術後 1 年の時点で角膜形状は安定し，角膜前後面の球面収差が減少したことにより，視力が改善したとする報告が多い．円錐角膜の進行，拒絶反応等は報告されていない．しかし，これまでの臨床研究をみると，ボーマン層移植を行った症例の年齢は 10 歳代〜70 歳代とさまざまなうえ，30 歳以上の症例が半分以上を占めており，すでに角膜クロスリンキングを施行された症例も含まれている．それを考え合わせると，ボーマン層移植後に円錐角膜の進行が抑えられたと結論づけるのは早計ではないかと思われる．

また，それとは別に，ボーマン層移植後に急性水腫を発症した症例や，特にアトピー性皮膚炎罹患者，目をこする癖のある症例で術後に進行がみられたという報告も存在する[10)11)]．ボーマン層移植による円錐角膜の進行停止効果については，結

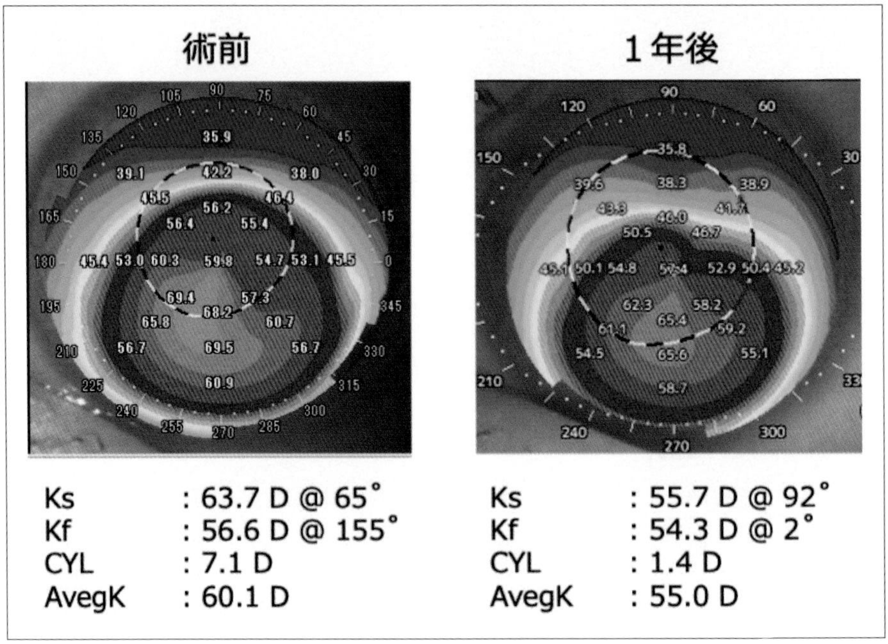

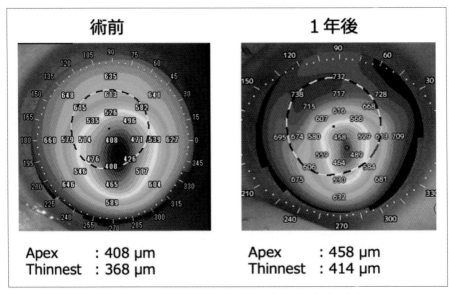

術前	1年後
Ks : 63.7 D @ 65°	Ks : 55.7 D @ 92°
Kf : 56.6 D @ 155°	Kf : 54.3 D @ 2°
CYL : 7.1 D	CYL : 1.4 D
AvegK : 60.1 D	AvegK : 55.0 D

図 7．ボーマン層移植を行った症例の術前後の角膜形状解析検査結果の変化
強主経線上角膜屈折力は術前 63.7 D から 1 年後には 55.7 D に平坦化，角膜乱視は術前
7.1 D から 1 年後は 1.4 D に減少した．

術前	1年後
Apex : 408 μm	Apex : 458 μm
Thinnest : 368 μm	Thinnest : 414 μm

図 8．図 7 の症例のボーマン層移植前後の角膜厚の変化
角膜最薄部厚は，術前 368 μm から 1 年後には 414 μm に増加した．

論を出す前にもうしばらく長期経過報告を待つ必
要があるだろう．

自験例より

ここで，筆者が経験したボーマン層移植の症例
を示す（図 7, 8）．35 歳男性の症例で，左眼の円錐
角膜に対して施術を行った．術前視力は(0.1×
S−3.0 D C−1.0 D Ax 90)，角膜形状解析検査で
は強主経線上角膜屈折力は 63.7 D，角膜乱視 7.1
D，角膜最薄部厚は 368 μm だった．全身麻酔下に
ボーマン層移植を行い，手術は特記すべき問題な
く終了した．1 年後の視力は，(0.4×S−13.00 D

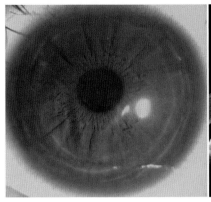
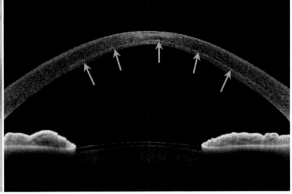

a | b
図 9. ボーマン層移植後の細隙灯顕微鏡写真と前眼部 OCT 写真
a：ディフューザーでは，グラフトの存在が視認しづらい程度に透明化している．
b：前眼部 OCT では，実質の中層から深層にグラフトが確認できる（矢印）．

C−2.50 D Ax 180)で，術前に比べて 3 段階改善した．強主経線上の角膜屈折力は 55.7 D になり 8 D 程度平坦化し，角膜乱視も 7.1 D から 1.4 D に減少，角膜最薄部厚は 414 μm になり 40 μm 以上増加した．移植片は透明で，特に問題を認めない．

術 1 年後の細隙灯顕微鏡写真と前眼部 OCT の結果を示す（図 9）．移植片はディフューザーで観察しても視認が困難なぐらいだが，前眼部 OCT では実質中層から深層に観察される．

ボーマン層移植の意義

前述のように，ボーマン層移植術後，角膜は 5〜10 D ほど平坦化することが多い（図 7）．しかし，中等度以上の円錐角膜の場合には，この程度の平坦化ではあまり自覚的な視機能の改善は得られないことが多い．一方，ボーマン層移植が円錐角膜の進行を停止させるかどうかについては，明らかなエビデンスはない．すると，どのような症例がボーマン層移植の適応になるだろうか．

近年 De Clerck らによって書かれた総説では，ボーマン層移植はステージ 2〜3 の円錐角膜眼に行うのがよいとされている[12]．一方，Tong らの総説では，ステージ 3〜4 の重度の円錐角膜のほうが適していると記載されている[5]．軽度の円錐角膜で眼鏡やソフトコンタクトレンズで矯正視力が出るような症例には，日本の保険制度のもとでは角膜移植は勧めにくい．また，ステージ 4 の重度の円錐角膜になると，5〜10 D の平坦化では視機能の改善は得られにくい．これらを考慮すると，現時点では適応の選択が悩ましい術式であるというのが筆者の見解である．

終わりに

ボーマン層移植は，ある程度の練習は要するものの，手術手技は比較的簡単で，視機能を大きく損なう合併症も稀である．角膜平坦化を目的とするのであれば，ある程度考慮されてもよい術式であると考える．

一方で，世界的にみてもまだ症例数は少なく，長期経過に関してはまだ明らかとはいえない術式であり，慎重な導入が求められるとともに，実際施術する場合には長期経過を追ってその成績を真摯に報告する義務があると考える．

文　献

1) van Dijk K, Parker JS, Baydoun L, et al：Bowman layer transplantation：5-year results. Graefes Arch Clin Exp Ophthalmol, **256**(6)：1151-1158, 2018.
   Summary ボーマン層移植の 5 年の長期成績を示した文献．
2) Dragnea DC, Birbal RS, Ham L, et al：Bowman layer transplantation in the treatment of keratoconus. Eye Vis(Lond), **5**：24, 2018.
3) Deshmukh R, Ong ZZ, Rampat R, et al：Management of keratoconus：an updated review. Front Med(Lausanne), **10**：1212314, 2023.

4) van Dijk K, Parker J, Tong CM, et al : Midstromal isolated Bowman layer graft for reduction of advanced keratoconus : a technique to postpone penetrating or deep anterior lamellar keratoplasty. JAMA Ophthalmol, **132**(4) : 495-501, 2014.

5) Tong CM, van Dijk K, Melles GRJ : Update on Bowman layer transplantation. Curr Opin Ophthalmol, **30**(4) : 249-255, 2019.

6) Spencer WH : Cornea. Ophthalmic pathology. An atlas and textbook. 3rd ed(Spencer WH, Font RL, Green WR, et al, eds). W. B. Saunders Company, Philadelphia, pp. 229-388, 1985.

7) Rates ERD, Almeida CD, Costa EPF, et al : Layer-by-Layer Investigation of Ultrastructures and Biomechanics of Human Cornea. Int J Mol Sci, **23**(14) : 7833, 2022.

8) Torres-Netto EA, Hafezi F, Spiru B, et al : Contribution of Bowman layer to corneal biomechanics. J Cataract Refract Surg, **47**(7) : 927-932, 2021.

9) Grieve K, Georgeon C, Andreiuolo F, et al : Imaging Microscopic Features of Keratoconic Corneal Morphology. Cornea, **35**(12) : 1621-1630, 2016.

10) Musayeva A, Santander-García D, Quilendrino R, et al : Acute Hydrops After Bowman Layer Transplantation for Keratoconus May Indicate that Descemet Membrane Rupture Is Secondary to Hydrops. Cornea, **41**(12) : 1512-1518, 2022.

11) García de Oteyza G, González Dibildox LA, Vázquez-Romo KA, et al : Bowman layer transplantation using a femtosecond laser. J Cataract Refract Surg, **45**(3) : 261-266, 2019.

12) De Clerck EEB, Bravetti GE, Kropp M, et al : Bowman Layer Transplantation for Treating Keratoconus-Preliminary Findings. J Clin Med, **12**(6) : 2402, 2023.

MB OCULI. No. 130：47－53, 2024

特集／Step up! 角膜移植術アップデート

深層層状角膜移植（deep anterior lamellar keratoplasty：DALK）

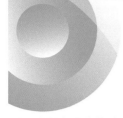

清水俊輝[*1]　林　孝彦[*2]

Key Words：角膜移植（corneal transplantation），深層層状角膜移植（deep anterior lamellar keratoplasty：DALK），Dua 膜（Dua's layer），二重前房（double chamber）

Abstract：深層層状角膜移植は患者自身のデスメ膜と内皮を残し，病的実質を置き換える術式である．内皮機能が保たれている実質混濁症例等が良い適応となる．一方で，実質が十分に切除できないと層間混濁の影響で術後の視力回復が不十分であったり，実質の切除に固執するあまり術中にデスメ膜を広範囲に損傷し全層角膜移植に変更せざるを得なくなる等，極めて難易度が高い．このため，手術を安定して進めるようなさまざまなテクニックが報告されている．本術式を理解するためには，デスメ膜直上に Dua 膜という新たに発見された層も理解する必要がある．角膜移植の経験がない眼科医にとっては馴染みの薄い手術であるため，本稿では一般的な適応，術式を含めて角膜を専門としない先生方に理解いただけるように論じる．

深層層状角膜移植（deep anterior lamellar keratoplasty：DALK）とは

　角膜の不透明性や高度な不正乱視を治療する唯一の根治的治療は角膜移植であるが，これまでの全層角膜移植一択の時代から疾患原因が内皮にある場合には角膜内皮移植を，実質である場合には DALK と疾患のある部分のみ取り除き移植する「角膜パーツ移植」の概念が主流になっている．

　角膜は角膜上皮，ボーマン膜，実質，Pre-Descmet's 膜（Dua 膜），デスメ膜，角膜内皮の 6 層で構成される（図 1）．この Dua 膜はデスメ膜の外層を構成する無細胞なおよそ $10\,\mu m$ の層で，2013 年に報告された新しい構造物である[1]．近年この層の存在が強度を保つために必要な層であると考えられている．

DALK は患者のデスメ膜と角膜内皮細胞を残し，角膜上皮〜実質を除去する．切除部にデスメ膜と角膜内皮細胞を取り除いた移植片を接着させる術式で 1959 年に Hallermann が深層角膜実質切除し，移植片として全層を移植する方法を報告した．そこから 1974 年に Anwar がデスメ膜を除去し移植片を作成する方法を考案した[2]．1984 年には実質内に空気を注入し患者のデスメ膜と実質を分離するテクニックが，Archila により初めて報告された．

　大きな特徴は，実質のみの移植で角膜内皮細胞は温存することである．そのため内皮型の拒絶反応は起きず，角膜内皮細胞減少も出現しにくい．実質のみの移植になるため凍結保存した角膜も使用することができる[3]．理論上は凍結した移植片を使用すると実質内の抗原提示細胞を含むすべての細胞は死滅する．そのため抗原提示がされないため，拒絶反応が出現しにくいと考えられている[4]．実際には間接経路と呼ばれる移植片由来のペプチドを認識する経路があるため，全くのゼロ

[*1] Toshiki SHIMIZU，〒173-8610　東京都板橋区大谷口上町 30-1　日本大学医学部視覚科学系眼科学分野，助教
[*2] Takahiko HAYASHI，同，准教授

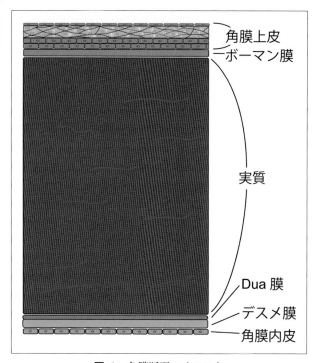

図 1. 角膜断面のイラスト
表層から角膜上皮，ボーマン膜，実質，Dua膜，デスメ膜，角膜内皮の順に層構造を形成する．深層層状角膜移植では，実質までを取り除くことを目標としている．

にはならないが全層角膜移植に比べて大きくその発症率を軽減することができる．ステロイド点眼も比較的早期に漸減でき，続発緑内障のようなステロイドに関連する術後合併症を減らすことができる．

適応疾患

主に角膜内皮細胞の機能が正常に保たれている角膜疾患が適応となる．角膜実質に混濁がある疾患として感染性角膜実質炎や外傷性の実質瘢痕，Reis Bucklers角膜ジストロフィのような上皮型角膜ジストロフィ，Schnyder角膜変性や顆粒状角膜変性，格子状角膜変性のような実質型ジストロフィが挙げられる．顆粒状角膜変性は一般に高度に視力低下にいたる症例は多くないが，格子状角膜変性では高次収差の悪化により本術式が必要となることが少なくない．前眼部画像解析装置等で変性の深さ等を評価しDALKを選択するか，治療的表層角膜切除（phototherapeutic keratectomy：PTK）に止めるかを検討する．変形性疾患では円錐角膜，LASIK後の角膜拡張症（keratoec-

tasia），ペルーシド角膜変性症，モーレン角膜潰瘍，球状角膜等がある．

術　式

我々の施設では全身麻酔，あるいは局所麻酔で施行する症例では球後麻酔と瞬目麻酔を併用する．オープンスカイにはならないが，全層角膜移植にコンバートする可能性や眼圧によるデスメ膜の穿孔を避けるために低眼圧気味に保つ必要がある．眼球運動や瞬目による硝子体圧の上昇を防ぎ，駆逐性出血やデスメ膜破裂の危険を減らす目的にしっかりと麻酔を効かせる必要がある．

基本的な準備は全層角膜移植に準じる．眼球の形態を保つため，筆者らはフリリンガリングを縫着している（図2-a）．角膜中心からずれないように注意してバロン氏放射状真空トレパンを用いて患者角膜の表層を術前の角膜厚を指標におよそ2/3程度を目標に切除する（図2-b，c）．実質を取り除くアプローチによりいくつかの方法があり，デスメ膜を露出することが目標となる．

周辺部から実質深層にスリットナイフ等で切り込みを入れ（図2-d），創口から空気等を注入しbig bubbleを作り，デスメ膜と実質を剥離する（図2-e，f）．デスメ膜の角膜実質の間にスペースがあることを確認し，実質を切除していく（図2-g）．スパーテルでスペースを確認し挿入しておくとナイフでデスメ膜を損傷する危険を軽減できる．デスメ膜を露出した状態まで切除し（図2-h），デスメ膜と内皮を除去した移植片を作成し縫合する（図2-i）．デスメ膜は滑らかで光沢があるため，角膜実質の層間と区別できる．

ポイント

角膜実質を切除する方法にはいくつか方法がある．既述したように空気を用いてデスメ膜を分離する「big bubble法」（図3-a）や，実質がコラーゲンの層になっていることに着目し層ごとに切除していく「layer by layer法」（図3-b）がある．他にもMellesが開発した鏡面反射法等の手技がある．

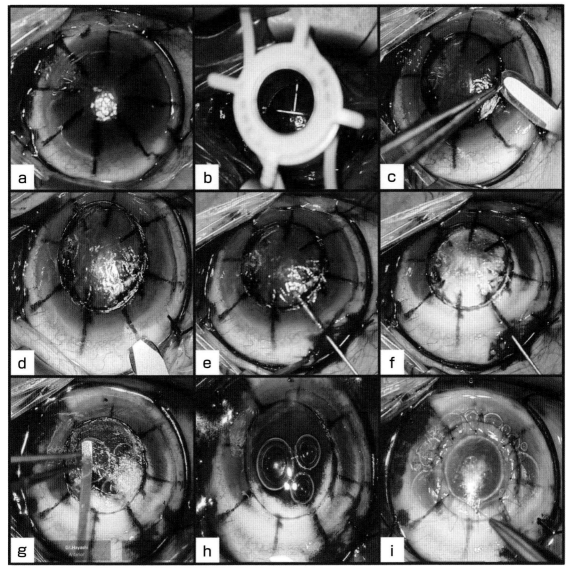

図 2. 深層層状角膜移植の術中写真

a：フリリンガリングを縫い付け，縫合の目安となるように RK マーカーでマーキングする．

b：バロン氏放射状真空トレパンで表層切除を開始

c：トレパンで切開した部分からクレセントナイフで表層切除する．

d：周辺部から実質深層まで切開しポケットを作成する．

e：27 G 鈍針を刺入

f：空気を注入しデスメ膜を分離する．

g：デスメ膜損傷に注意してスパーテルを挿入し実質切除を行うこともできる．

h：デスメ膜が露出できると滑らかで光沢のある組織が露出される．

i：10-0 ナイロンで縫合

図 3.

実質除去の手法

a：Big bubble 法はデスメ膜直上に空気や粘弾性物質を注入し，デスメ膜と実質を分離させる．

b：Layer by layer 法はスパチュラやスパーテルを使用して，実質を層ごとに剝離し除去する．

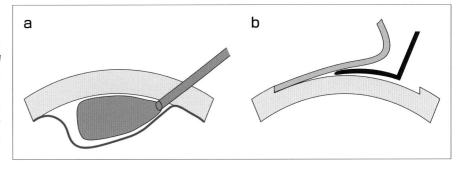

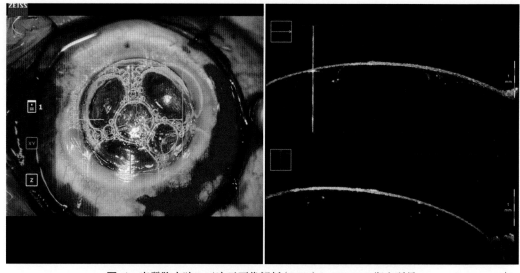

図 4. 実質除去時の三次元画像解析(OCT)システムの術中所見　　　　　　　a | b
a：前房は空気があり残存する角膜組織がないことがわかる.
b：術中 OCT でも均一なデスメ膜が露出し,残った実質がないことが確認できる.

　通常の big bubble 法は表層切除の前後に,実質内に 30 G の鋭針をデスメ膜と平行にベベルダウンで進め,空気を注入する.この際に Fogla の DALK 用カニューレ等,鈍針も使用できる.空気を注入すると空気が迷入し白く混濁する.さらに実質深層へ刺入すると,デスメ膜が分離され押し下がることが確認できる.一気に実質とデスメ膜を分離できるため効率よく手術が進行できる.また,デスメ膜と実質に注入物の層ができるため実質を除去する際にデスメ膜を損傷する危険が軽減できるメリットがある.一方で刺入部位が深いといきなりデスメ膜を損傷してしまう可能性がある.Layer by layer 法はクレセントナイフや前田式スパーテル,スパチュラ等を用いて実質を層ごとに剥離,切除していく.鏡面反射法は前房内に少量の空気を入れた後にゴルフ刀を実質に押し当て,実質の厚みを観察しデスメ膜直上まで刺入口を作成する方法である.Layer by layer や鏡面反射法でデスメ膜直上までのポケットを作成したらそこから粘弾性物質や眼灌流液を注入し押し広げるか,層ごとに切除してデスメ膜を露出させる.

　現在は術中の三次元画像解析(OCT)システム(RESCAN,Carl Zeiss Meditec 社)が販売されており,残っている角膜の厚みや二重前房の有無等,状況を把握しながら手術を進めることができ

る(図 4).実質を切除し,デスメ膜を露出するまでの間は眼圧の上昇で容易に裂けてしまうため,残る実質が減ってきたらサイドポートから前房水や空気を抜いて十分に眼圧が低い状態で手術を進める.

　移植片からはデスメ膜と内皮細胞を除去する.バロン氏真空ドナー角膜パンチに固定し,無鉤鑷子や眼科用吸水スポンジを用いると除去しやすい.あるいはトリパンブルーやブリリアントブルー G でデスメ膜を染色すると視認性が高まり,取り残しを予防できる.除去した後にトレパンで円形切除を行う.患者角膜の除去範囲よりも 0.25〜0.50 mm 大きい移植片を作成することが一般的である.切除径と同じや小さく移植片を作成すると縫合後に平坦化してしまうため避ける.

　角膜縫合は全層角膜移植と同様に連続縫合や端々縫合で行い,ケラトルーラーやマロリーリングを使用することで乱視調整を行う.

　デスメ膜破裂の頻度は 10〜30% といわれている[5].特に Dua 膜とデスメ膜が分離される「type 2 bubble」と呼ばれる状況になると高率にデスメ膜破裂を起こす.可能であれば Dua 膜の実質の間で分離する「type 1 bubble」の状態にできると破裂のリスクが減る.あるいは組織の剛性の弱さから若年のほうが破裂しやすい.円錐角膜に対する若

年へのDALK等がその例である.

　デスメ膜を分離する際，空気や灌流液ではなく粘弾性物質を使用してデスメ膜分離をするほうがマイルドな圧力がかかるためデスメ膜破裂を予防でき推奨されるが，粘弾性物質はデスメ膜と移植片の間に残存すると自然吸収せず，実質内混濁をきたし再移植や全層角膜移植が必要となることもある．術中に十分な層間洗浄を施行し粘弾性物質が残らないように注意する．デスメ膜破裂が起こった症例でも空気を少量入れた状態で前房が保てればDALKとして続行可能である．前房が保てないのであれば全層角膜移植への変更が必要になる．

術後経過

　術後管理はベタメタゾン点眼と抗生剤点眼を中心に点眼を行う．アトピー性皮膚炎がある症例では角膜移植後アトピー性強角膜炎（PKAS）という非常に強力な炎症反応により移植片の融解を合併することがあり，ステロイドの内服や点滴による加療も検討する．既述したように内皮型の拒絶反応は出現しないため経過に問題がなければステロイド点眼は漸減可能である．しかしながら実質による抗原提示は起こるため8〜10％程度に拒絶反応が出現すると報告されている[6].

　DALKに特徴的な合併症として移植片とデスメ膜の接着不良と手術中のデスメ膜破裂がある．術中にデスメ膜破裂がなく，術後に二重前房がある場合には自然接着することがほとんどである．術中にデスメ膜破裂があり，術後に二重前房があれば前房に空気注入が必要になる（図5-a）．空気注入は原則として手術室で滅菌下で行う．手術時と同様にドレーピングし，点眼麻酔，テノン氏嚢下麻酔で行う．デスメ膜を穿孔しないように30Gの鋭針を進め前房内に空気を注入する（図5-b）．虹彩切除が行われていない症例では処置後に瞳孔ブロックが起こることがあり，厳重な姿勢制限や術後診察を行う．あらかじめサイドポートを作成しておくと良い．また術後に角膜上皮欠損が遷延

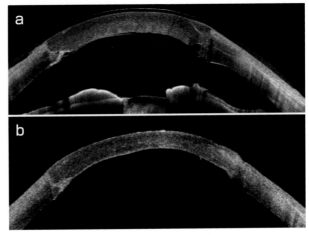

図5．DALK後の二重前房
三次元画像解析装置で撮影した．
a：移植片とデスメ膜の間に間隙がある．
b：前房内に空気を注入後，移植片は接着している．

すれば保護用コンタクトレンズや血清点眼を使用して角膜上皮の再生を促す．角膜知覚も低下するため涙液を評価して涙点プラグも検討する．

　デスメ膜の穿孔を認めた場合も，あきらめる必要はなく，空気注入や縫合等を行うことでDALKによる完治が期待できる[7].

　術後の屈折変化や角膜乱視については全層角膜移植と比較した報告が多くされており，基本的には同等である．既報によると術後には近視化し，惹起乱視が出現する．惹起乱視については−3.00D程度を目指したい[8].丁寧な手術をすることで高度に進行した円錐角膜（図6-a, b）でも術後に屈折と形状が改善し，矯正視力が（1.0）となる症例も多く存在する（図6-c, d）．術後の角膜形状や眼鏡による視力矯正に限界がある症例では抜糸による乱視矯正やハードコンタクトレンズの処方を選択する．また一般的な角膜移植術後経過として縫合糸関連感染症を防ぐため入念な術後診察と評価が必要であり，縫合糸が緩んでいれば抜糸する．抜糸は11番メスや27Gの鋭針で糸を切り睫毛鑷子で引き抜く．

　DALKにおいても実質のほとんどが切除されナイロン糸で縫合されているだけなので，角膜の強度は低下する．外傷による眼球破裂には十分注意して生活する．

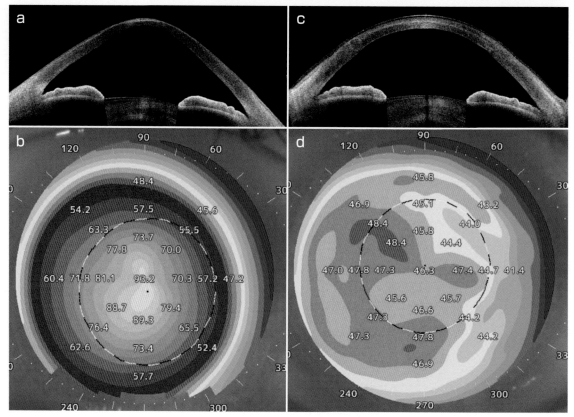

図 6. 深層表層角膜移植術前後写真

高度の円錐角膜に対して DALK を施行した．術前は高度に突出し AveK は 79.2 D，中心部は菲薄化している（a，b）．術後は角膜厚が保たれ，形状も AveK が 46.4 D 改善している（c，d）．コンタクトレンズも不耐症も脱することができた.

まとめ

　角膜疾患を専門としない先生方にとって，そもそも角膜移植症例を臨床で診療することは少ない．そのなかでも DALK は術後経過を診察する症例は多くないであろう．術式の難易度は高いが，患者の角膜内皮細胞を温存できる移植手術として内皮型拒絶反応を防ぎ，正常や組織を温存できる術式である．特に若年症例の全層角膜移植では長い経過観察中に移植片機能不全になり，再移植が必要となる可能性が高い．あるいはステロイドの長期使用によるステロイド緑内障が合併する症例も多いため，DALK の全層角膜移植と比べたときの低侵襲性や術後合併症の低さを考慮すると有用な術式である.

　限りあるドナーの節約という観点から，角膜移植が多く施行されている欧米ではハイブリッド移植の概念がある．角膜実質は DALK 用として，デスメ膜と内皮細胞はデスメ膜移植用と一眼から 2 例への移植を施行する考えである．本邦では移植臓器の使用の観点から現状では使用できないが，移植臓器の需要と供給の観点からは非常に効率の良い利用方法であると考えられる．技術革新に伴い，フェムトセカンドレーザーを用いて移植片と患者の角膜実質切除も開発されている．作成される移植片の直径やマッシュルーム状に切除することで良好なフィッティングが得られる．しかし，厳密な意味でデスメ膜露出が得られているかは検討の余地があり DALK と定義できるのかは現段階では疑問であるものの，将来的な術式の安定化につながるかもしれない[9].

　内皮機能の温存と拒絶反応発現率の低さから優位性のある術式である一方で，術式として均一化されていない．これからの術式の発展により，よ

り良い視機能が安定できる方法が開発されること
が望まれる．角膜混濁や不正乱視で視力が出にく
い症例であれば，是非とも角膜専門医にご相談い
ただければ幸いである．

文　献

1) Dua HS, Faraj LA, Said DG, et al：Human corneal anatomy redefined：a novel pre-Descemet's layer（Dua's layer）. Ophthalmology, **120**：1778-1785, 2013.
   Summary 角膜に新しい構造物である Dua 膜を見つけ，意義について論じた文献.
2) Anwar M："Technique in lamellar keratoplasty." Trans Ophthalmol Soc UK, **94**：163-171, 1974.
3) Dua HS, Said DG：Deep Anterior Lamellar Keratoplasty（DALK）：Science and Surgery（Albert DM, Miller JW, Azar DT, et al, eds）. Albert and Jakobiec's Principles and Practice of Ophthalmology〔Internet〕. Cham：Springer International Publishing, pp. 469-490, 2022〔cited 2023 Sep 13〕. Available from：https://doi.org/10.1007/978-3-030-42634-7_218
4) Chen W, Lin Y, Zhang X, et al：Comparison of fresh corneal tissue versus glycerin-cryopreserved corneal tissue in deep anterior lamellar keratoplasty. Invest Ophthalmol Vis Sci, **51**：775-781, 2010.
5) 島﨑　潤：これで完璧角膜移植：全層角膜移植，上皮移植，DALK，DSAEK など基本から最新テクニックまで. 南山堂，2009.
6) Watson SL, Tuft SJ, Dart JKG：Patterns of rejection after deep lamellar keratoplasty. Ophthalmology, **113**：556-560, 2006.
7) Hayashi T, Siebelmann S：Rescue Technique to Solve Postoperative Refractory Double Anterior Chamber in Deep Anterior Lamellar Keratoplasty. Cornea, **41**(3)：374-378, 2022.
8) Kim KH, Choi SH, Ahn K, et al：Comparison of refractive changes after deep anterior lamellar keratoplasty and penetrating keratoplasty for keratoconus. Jpn J Ophthalmol, **55**：93-97, 2011.
9) Du K, Liu E, Li N, et al：Comparison of femtosecond laser assistance and manual trephination in deep anterior lamellar keratoplasty in the treatment of keratoconus：a meta-analysis- PubMed〔Internet〕.〔cited 2023 Sep 13〕. Available from：https://pubmed.ncbi.nlm.nih.gov/37553035/

Monthly Book

OCULISTA
オクリスタ

2020. **3** 月増大号
No.
84

眼科鑑別診断の
勘どころ

眼科における**鑑別診断にクローズアップした増大号！**
日常診療で遭遇することの多い疾患・症状を中心に、**判断に迷ったときの
鑑別の"勘どころ"をエキスパートが徹底解説！**

編集企画

柳　靖雄　旭川医科大学教授
2020年3月発行　B5判　182頁　定価5,500円（本体5,000円＋税）

目 次

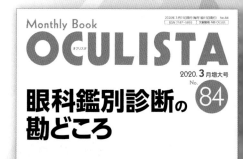

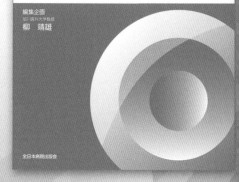

全日本病院出版会　〒113-0033 東京都文京区本郷 3-16-4　Tel：03-5689-5989
www.zenniti.com　　　　　　　　　　　　　　　　　　　Fax：03-5689-8030

MB OCULI. No. 130：55−60, 2024

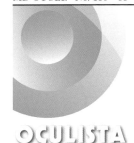

特集／Step up! 角膜移植術アップデート

角膜内皮移植
─DSAEK─

吉永　優[*1]　相馬剛至[*2]

Key Words：　角膜内皮(corneal endothelium)，水疱性角膜症(bullous keratopathy)，角膜内皮移植(corneal endothelial transplantation)，DSAEK，NS Endo-Inserter

Abstract：水疱性角膜症に対する根本的治療として，以前は全層角膜移植が唯一の治療法であったが，現在では角膜内皮移植(DSAEK)が第一選択となっている．DSAEK の手術適応は，水疱性角膜症を有し，角膜実質や角膜上皮幹細胞に問題がない偽水晶体眼であり，前眼部が移植片の挿入と空気注入に支障がない症例である．DSAEK の手術手順は，ドナー角膜の準備，レシピエント角膜の準備，ドナー角膜の挿入，ドナー角膜の接着の4つのステップで構成される．DSAEK におけるドナー角膜の挿入法として，Busin グライドを用いた引き込み法が普及している．近年，ドナー角膜を灌流液で押し出す新しいドナー挿入デバイスである NS Endo-Inserter が開発された．本デバイスは取り扱いが簡便であり，挿入時に前房が閉鎖腔の状態で維持されるため，安全に移植片を挿入することができる．

はじめに

　水疱性角膜症に対する根本的治療として，以前は全層角膜移植(penetrating keratoplasty：PKP)が唯一の治療法であった．しかし，角膜パーツ移植の発展により，現在では角膜内皮層と深層の角膜実質が含まれるドナー角膜を移植する Descemet stripping automated endothelial keratoplasty(DSAEK)が水疱性角膜症に対する外科手術の第一選択となっている[1]．また，角膜内皮と Descemet 膜のみを移植する Descemet membrane endothelial keratoplasty(DMEK)が，短期間でより良好な視力が得られる角膜内皮移植として期待されている[2]．本稿では，主に DSAEK について解説する．

DSAEK とは

　DSAEK は，ホストの角膜内皮と Descemet 膜のみを剝離し，ドナーから作製した角膜内皮移植片を移植する術式である．本術式は，切開が小さくグラフトに縫合糸がないため，角膜前面の形状が保たれ，従来の PKP と比較して良好な術後視力が得られること，そして打撲等の外力に強いこと，さらにはドナー組織の持ち込みが少ないため，拒絶反応が少ないことが利点である[3]．

DSAEK の手術適応

　DSAEK の手術適応は，水疱性角膜症を有し，原則として角膜実質や角膜上皮幹細胞に問題がない偽水晶体眼であり，前眼部が移植片の挿入と空気注入に支障がないと考えられる症例である．具体的な適応疾患は，Fuchs 角膜内皮ジストロフィ，偽水晶体眼，虹彩切開術後，および角膜内皮炎後等の水疱性角膜症である．本術式では移植片を挿

[*1] Yu YOSHINAGA，〒565-0871　吹田市山田丘 2-2　大阪大学大学院医学系研究科脳神経感覚器外科学（眼科学），特任助教
[*2] Takeshi SOMA，同，講師

入する際に十分な前房深度が必要であるため，有水晶体眼の症例では，白内障手術を先に行うか，あるいは同時に行う必要がある[4]．

DSAEK が技術的に困難な症例も存在する．本術式では，前房内の空気タンポナーデにより移植片を角膜裏面に接着させる．この際に，広範な虹彩欠損がある症例，および無虹彩症では，空気が虹彩裏面，あるいは硝子体腔に迷入し，空気タンポナーデが有効に作用しない場合がある．無水晶体眼では，空気が硝子体側へ回ってしまうため，先に眼内レンズを強膜内に固定しておく必要がある．また，眼内レンズ縫着眼では，前房と硝子体腔が交通しているため，空気注入の際には注意が必要である．また，線維柱帯切開後の症例では，濾過胞内に空気が迷入する可能性があるため，空気を注入する前に濾過胞内に粘弾性物質を入れるといった対策が必要となる．広範な周辺虹彩前癒着（peripheral anterior synechiae：PAS）がある症例では，手術中に癒着を解除しても，PAS の再発によりドナー角膜の内皮細胞に傷害が生じる場合がある．また，本術式では角膜実質を交換しないため，角膜実質混濁を認める症例は良い適応ではない．さらには，長期間水疱性角膜症を罹患している症例では，角膜実質の融解や瘢痕が生じている場合があり，その程度により PKP を考慮する．

DSAEK の手術手技

DSAEK の手術手順は，ドナー角膜の準備，レシピエント角膜の準備，ドナー角膜の挿入，ドナー角膜の接着に分けられる[4)5]．ドナー角膜の挿入方法は，原法は 2 つ折り法であるが，現在は引き込み法が主流となっている．また，近年ではいくつかのインサータータイプの挿入法も開発されている．ここでは，Busin グライドを使用した引き込み法について解説する．

1．ドナー角膜の準備

ドナーの強角膜片を人工前房装置にセットする．人工前房圧内を閉鎖腔にするため，強角膜片

の直径は 16 mm 以上（理想的には 18 mm 以上）が好ましい．上皮を除去した後に，適正な眼圧であることを確認し，マイクロケラトームを使用してフリーキャップを作製し，残りの 100～150 μm を内皮移植片として用いる．最近では，マイクロケラトームのハンドピースに電動モーターを使用し，人工前房の圧力を装置により一定に保ちながら，機械的にフリーキャップを作製することも可能である[6)7]．キャップを元の状態に戻し，8 mm 程度の径で内皮面からトレパンを使用して打ち抜き，DSAEK 用ドナーを作製する．なお，プレカットが施された海外ドナー角膜を利用することも可能である．

2．レシピエント角膜の準備

開瞼器を装着した後，角膜上皮を剥離する．角膜上皮浮腫がなく，前房内操作に支障がない場合には，上皮を剥離せずに行うことも可能である．次に，直径 8 mm の DSAEK マーカーを使用して角膜上にマーキングを行う．続いて，角膜に前房メンテナーを設置する（図 1-a）．その後に，耳側の角膜に 5 mm の切開を作製する（図 1-b）．その次に，空気瞳孔ブロックの予防目的で，25 ゲージの硝子体カッターを使用して下方の周辺虹彩に虹彩切除を行う（図 1-a）．PAS が存在する場合には，このタイミングで解除し，角膜裏面の面積を確保する．引き続いて，Descemet 膜剥離を行う．この方法として，まず逆向きシンスキーフックを挿入し，角膜上のマーキングに沿って優しくこすり，窪みを作る．この窪みから角膜中央部に向かって逆向きシンスキーフックを引っかけることにより，Descemet 膜を剥がす．この際には逆向きシンスキーフックの先で角膜内皮面を軽くなぞることを意識するのがコツである．なお，角膜内皮の混濁がない症例では，Descemet 膜剥離を行わずに移植を行う（non-DSAEK）ことも可能である[8]．その後，ホスト角膜の瞳孔領の外側に，2 か所ないし 4 か所のドレナージ用穿孔創を作製する．

3．ドナー角膜の挿入

Busin グライドに眼内灌流液（BSS）を数滴滴下

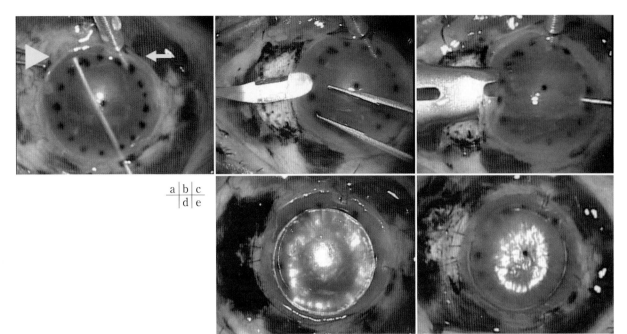

図 1. DSAEK の手術手順
a：前房メンテナー設置(矢印)と周辺部虹彩切除(矢頭)
b：主創口の作製
c：ドナー角膜の挿入
d：空気タンポナーデ
e：終了時

した後に，作製した移植片をグライドの体部に載せ，内皮面を分散性粘弾性物質で覆う．グライド開口部から，引き込み鑷子で移植片の端を把持し，グライド先端部まで位置をずらして，移植片の装填を完成させる．この際に，移植片がわずかにグライド先端より突出していることを確認する．次に，引き込み鑷子を主創口の対側に作製したサイドポートより挿入して，反転したグライドから，わずかに突出する移植片の端を把持する．引き続いて，グライドを平行移動させながら，前房内にグライド先端部を挿入する．この際，前房灌流を一時的にオフにする．その後，移植片をゆっくりと前房内に引き込みながら挿入する(図1-c)．ドナー角膜挿入後は主創口を3針程度で縫合する．この際には，空気タンポナーデ時に空気が漏れないよう確実に閉鎖することが重要である．

4．ドナー角膜の接着

主創口を閉鎖した後，前房内を空気で完全に置換する(図1-d)．この際，眼内レンズ縫着眼，広範な虹彩欠損がある症例，および無虹彩症では，空気が虹彩裏面または硝子体腔に迷入しやすいため，空気の注入を緩徐に行う．その後，ドナー角膜の位置を調整する．調整方法として，角膜表面を鈍針の側面でなでる方法，ドナーアジャスターカーブ針を主創口から入れて使用する方法，そしてドレナージ用穿孔創から移植片を動かす方法がある．次に，スリット光や術中OCTを使用して，ホストとグラフトの間にすき間があるかを確認する．間隙がある場合には，ドレナージ用穿孔創から排液する．その後に，眼圧が高い状態(約40mmHg)で10分間静置し，前房内の空気を少し抜いて眼圧を約30 mmHgに調整して手術を終了する(図1-e)．残留させる空気の量は，空気瞳孔ブロック予防目的の虹彩切開が空気で覆われず，かつ空気の端がグラフト径と同程度になるようにするのが適切である．

NS Endo-Inserter の特徴および使用方法

我々は新しいDSAEK用のグラフト挿入器であるNS Endo-Inserterを開発し[9]，2017年5月に本

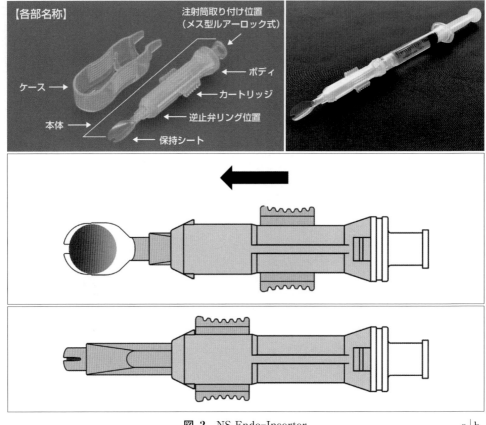

図 2. NS Endo-Inserter
a：デバイス本体
b：シリンジ装着時
c：移植片収納前
d：移植片収納後

a	b
c	
d	

邦で上市された.

1．デザインおよびその特徴

NS Endo-Inserter は，ポリプロピレン製の本体と前方のノズルで構成されており，先端にはポリエチレン製の移植片保持シートが設置されている（図 2-a）．使用時には，BSS を充填した 2.5 mⅬのシリンジをデバイスの後方に接続する（図 2-b）．移植片保持シートは，親水性ポリマーでコーティングされているため，移植片が保持シートに接着せずにスムースに挿入することができる．また，保持シートの先端にはスリットが入っており，引き込み法にも対応可能となっている．移植片保持シートの本体には可動性のカートリッジが備わっており，前方に移動させることで保持シートがデバイス内部に収納される（図 2-c, d）．カートリッジ内部にはシリコンラバー製の逆流防止弁

（逆止弁リング）が組み込まれており，その作用により，保持シート収納時にはデバイス内部が陰圧となるため，移植片が脱落せずに収納される．さらに，逆止弁リングの作用により，移植片の挿入時に前房が閉鎖腔の状態で維持されるため，前房虚脱が起こらず，ドナー角膜内皮への物理的な損傷を防ぐことができる.

2．使用方法と使用する際のコツ

1）セッティング

2.5 mⅬシリンジのプランジャーを軽く押して，デバイス内部を BSS で満たし，デバイスを軽く振って保持シート上の余分な水分を落とす．この際に，眼科用吸水スポンジ等を使用して保持シートの表面を拭うと，潤滑性が失われる可能性があるため注意が必要である．次に，移植片を保持シートに設置し（図 3-a），内皮面に少量の分散性

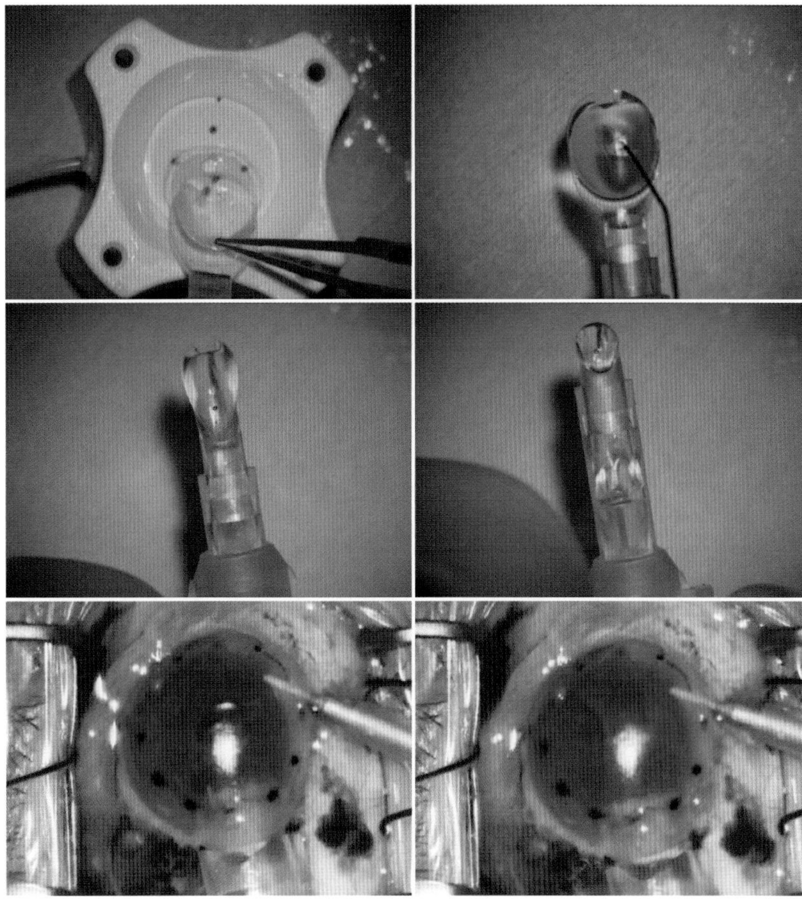

図 3.

NS Endo-Inserter の操作手順

a：角膜内皮移植片を保持シート上に設置

b：内皮面に分散性粘弾性物質を塗布

c，d：カートリッジを前方に移動させ，移植片をデバイス内に収納

e：主創口からノズルを挿入

f：シリンジのプランジャーを押し，眼内灌流液で前房内に移植片を挿入

粘弾性物質を塗布する（図 3-b）．ここで移植片が偏心すると，挿入時に回転する場合があるため，保持シートの中心に設置することが重要である．また，塗布する粘弾性物質が多いと，ホストとグラフトの間に迷入することがあるため，塗布量を最小限にする．その後，カートリッジを前方に移動し，移植片をデバイス内部に収納する（図 3-c，d）．この際，デバイス先端を水平か，やや上向きにすることで移植片がスムースに収納される．移植片収納後は速やかに挿入する．

2）移植片の挿入

前房灌流をオフにする．次に，移植片の内皮面が下向きになるように本体を逆さまにし，4.6 mm の角膜創もしくは強角膜創からノズルを挿入する（図 3-e）．ノズルの先端挿入時は，移植片放出の誤作動を予防するため，シリンジの背面に親指を添えずに，デバイス本体を保持する．また，主創口が 4.6 mm でタイトな場合は，無理せずに創口を広げる．続いて，シリンジのプランジャーを軽く押すことにより，移植片を前房内に挿入する（図 3-f）．移植片挿入時のデバイスの角度は，水平の状態とするのが良い．特に角度が下方だと，移植片を眼内レンズ下や後房に誤挿入するリスクがあるため，注意が必要である．移植片挿入後，眼球を圧迫しないようにして静かにノズルを引き抜き，直ちに主創口を 1 針縫合する．前房内が陽圧になるとグラフト脱出につながるため，ここまで前房灌流はオフのまま行うことがポイントである．

3．NS Endo-Inserter のドナー角膜内皮への影響

本デバイスのドナー角膜内皮への影響を検討するために，研究用ドナー角膜を使用して，直径 8 mm の移植片を NS Endo-Inserter または Busin グライドを用いて人工前房に挿入し，角膜内皮の障害を比較した[10]．その結果，NS Endo-Inserter では内皮細胞の障害率は 10.8±2.7％，Busin グライドでは 23.9±2.0％であることが示された．

また，臨床成績に関しては，同一の術者によって実施されたNS Endo-Inserter（13眼）とBusinグライド（10眼）を使用したDSAEKの早期成績を比較した[11]．結果は，内皮細胞の障害率は，術後3か月でそれぞれ9.1±20.7%，44.0±25.5%，6か月で18.2±22.6%，46.5±23.3%であり，いずれの時点でもNS Endo-Inserterを使用したDSAEKでは内皮細胞の障害率が有意に低いことが示された．

おわりに

DSAEKはPKPと比較して合併症が少なく，良好な視力が期待できるため，水疱性角膜症に対する外科的治療の第一選択である．DSAEKの新しいドナー挿入デバイスであるNS Endo-Inserterは取り扱いが簡便であり，挿入時に前房が閉鎖腔の状態で維持されるため，安全に移植片を挿入することができる．短期成績の比較ではBusinグライドによる引き込み法と比べて，内皮細胞の障害が少ないことが示された．今後はより多数の症例を対象とした長期的な検討が必要であるが，NS Endo-Inserterはドナー角膜挿入デバイスとして有用であると考えられる．

文　献

1) 西田幸二：内皮疾患への移植総論．眼手術学（大鹿哲郎監，西田幸二，横井則彦，前田直之編）．文光堂，pp. 136-139，2013.
2) Melles GRJ, Ong TS, Ververs B, et al：Preliminary Clinical Results of Descemet Membrane Endothelial Keratoplasty. Am J Ophthalmol, 145：222-227, 2008.
3) 前田直之：DSAEKの手術適応と術前検査．眼科手術，24：391-395，2011.
4) 相馬剛至：DSAEK．眼手術学（大鹿哲郎監，西田幸二，横井則彦，前田直之編）．文光堂，pp. 140-144，2013.
   Summary DSAEKの手術適応，手術手技，および合併症について解説している．
5) 家室　怜，相馬剛至：角膜．日本の眼科，94(5)：572-577，2023.
6) Nishisako S, Yamaguchi T, Kusano Y, et al：The predictability of graft thickness for Descemet's stripping automated endothelial keratoplasty using a mechanical microkeratome system. Sci Rep, 12：1-9, 2022.
7) Yeu E, Gomes AP, Ayres BD, et al：Posterior lamellar keratoplasty：techniques, outcomes, and recent advances. J Cataract Refract Surg, 47：1345-1359, 2021.
8) Omoto T, Toyono T, Inoue T, et al：Comparison of 5-Year Clinical Results of Descemet and Non-Descemet Stripping Automated Endothelial Keratoplasty. Cornea, 29：573-577, 2020.
9) Soma T, Koh S, Maeda N, et al：NS Endo-Inserter：A New Graft Inserter for Descemet Stripping Automated Endothelial Keratoplasty. Cornea, 38：S42-44, 2019.
   Summary NS Endo-Inserterの特徴とその成績について記載している．
10) Soma T, Koh S, Maeda N, et al：New Graft Insertion Device for Descemet Stripping Automated Endothelial Keratoplasty. Cornea, 36：1432-1436, 2017.
11) Soma T, Koh S, Oie Y, et al：Clinical evaluation of a newly developed graft inserter（NS endo-inserter）for descemet stripping automated endothelial keratoplasty. Clin Ophthalmol, 13：43-48, 2019.

MB OCULI. No. 130：61−67, 2024

特集／Step up! 角膜移植術アップデート

角膜内皮移植
―難症例 DSAEK―

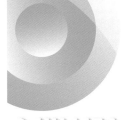

脇舛耕一*

Key Words : DSAEK(Descemet's stripping automated endothelial keratoplasty), 濾過手術後(after bleb shunt surgery), 周辺虹彩前癒着(peripheral anterior synechia), 瞳孔偏位(deformed pupil), 眼内レンズ縫着・強膜内固定(intraocular lens suturing/intrascleral fixation), グラフト縫合(graft suture)

Abstract : DSAEK は水疱性角膜症に対する代表的な外科的治療であり, ドナーグラフトを前房内に挿入してホスト角膜内皮面に接着させる. 難症例ではドナーグラフトへの侵襲が大きく予後不良となる危険性が高まる. 代表的な難症例として濾過手術後眼, 周辺虹彩前癒着眼, 麻痺性散瞳・瞳孔偏位眼, 無水晶体眼・眼内レンズ縫着・強膜内固定眼があり, 本稿では各症例に対して, 手術を成功させるための考え方や具体的な方法・コツ等を具体的に提示しながら解説していきたい. また, どの状況でもレスキューとなるグラフト縫合についても, 角膜内皮減少を最小限にするための手技や注意点を示し, 難症例における DSAEK の予後向上の獲得を目指す.

はじめに

2006 年に Gorovoy が報告した Descemet's stripping automated endothelial keratoplasty (DSAEK)は, 水疱性角膜症に対する外科的治療として現在最も選択されている術式である[1]. 全層角膜移植術に比べ拒絶反応や続発緑内障, 不正乱視が少ないこと, 外傷に対する安全性が高いことが利点であるが, 薄くカットしたドナーグラフトを前房内に挿入後, 基本的に空気を注入してホスト角膜裏面に接着させるため, 術中操作によって生じる移植片角膜内皮細胞密度の減少や術後の移植片接着不良・脱落をいかに回避できるかが術後生存率を左右する.

難症例ではドナーグラフトへの侵襲リスクが高まるため, 症例に応じた手技を用いてそのリスク

* Koichi WAKIMASU, 〒606-8287 京都市左京区北白川上池田町 12 医療法人社団聖医会バプテスト眼科クリニック, 診療部長

を少しでも軽減させることが良好な予後に影響する.

本稿では代表的な難症例と, その対策法を提示して, 長期予後の向上を図る.

濾過手術後眼

濾過手術後眼での注意点は主に 2 つある. 1 つはグラフト挿入切開創の作成位置, もう 1 つは空気の注入量である. ブレブの数や大きさによるが, 10 時から 2 時の上方角膜は切開できない場合が多く, 耳(下)側, あるいは普段使用することのない鼻(下)側に切開創を作成せざるを得ない症例がある. 特に普段上方切開での DSAEK に慣れている術者にとっては, 切開位置が変わることでグラフト挿入時の手勝手が異なり挿入操作時の内皮ロスが大きくなることがあるため, どの位置に切開創を作成し挿入するかを事前にシミュレートしておくことが内皮ロス軽減につながる(図 1).

また, 空気の注入量であるが, 濾過手術後眼で

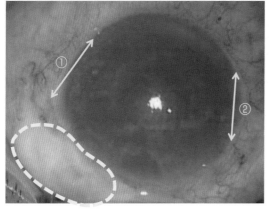

図 1. 濾過手術後眼でのグラフト挿入切開創作成位置
左眼耳上側に濾過胞がある場合，切開創は耳下側（①）
か鼻側（②）となる．

はグラフトのタンポナーデに必要な高眼圧を得られにくく，接着不良の原因となる場合がある．一方で，濾過胞のところで虹彩根部からの周辺虹彩切除が行われているため，前房内を空気で全置換しても前後房の房水の交通が維持されやすく，ブロックを生じることが極めて少ない．これらのことから，濾過胞眼では通常の DSAEK と違い，基本的にブロックリスクを気にすることなくグラフト接着を最優先にして，二期的抜去を計画せずに

前房内をほぼ空気で全置換して手術を終了する（図 2）．その際に，周辺虹彩切除が大きく行われている症例では，その部分から空気が後房へ迷入しないように注意する．ただし，周辺虹彩前癒着や瞳孔偏位を伴う症例では，後述する対応が必要となる．

また，濾過胞眼での長期予後は他の原疾患より有意に不良である[2]ため，グラフトサイズは可能な限り大きく選択する．

シャント眼では症例によるが，特にアーメド型では濾過胞眼に比べ極端な低眼圧となる場合が少なく，また周辺虹彩切除が行われていないことが多いため，空気量等は通常眼での DSAEK に近い方針で施行する．ただ，前房型の場合，シャントが長くグラフトに接触すると思われる症例では挿入前にシャントをカットしてグラフトに届かない長さに調整しておく．

シャントカット法としては眼内法と眼外法がある．眼内法は前嚢鑷子等でシャント先端を把持してやや牽引した状態で八重式剪刃を用いて切離す

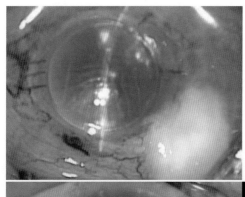
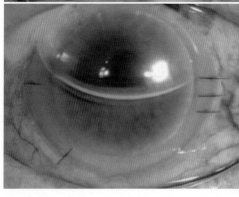
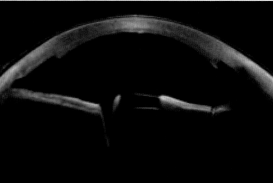

$\frac{a}{b}$

図 2.
a：前房内を空気で全置換して終了
b：術後空気を抜去しなくともブロックは生じず，
　接着が得られた．

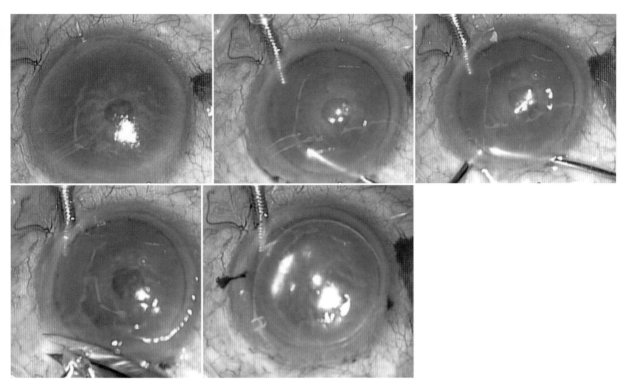

図 3. シャントカット（眼外法）
シャントが長い場合は，シャント近傍に作成したサイドポートから前嚢鑷子等で眼外に出し，
適切な長さをスプリング剪刃で切除することで，グラフトへの接触を回避できる．

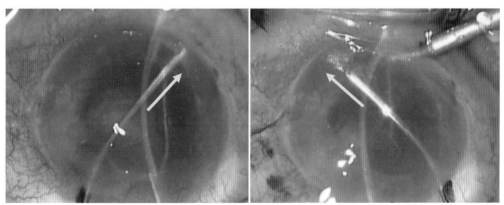

図 4. 周辺虹彩前癒着の解除
ザウダー針等の平針を用いて，角膜中央側から周辺側へ内皮面に当てながら解除していく．

る．眼外法はシャント直近にサイドポートを作成し，そこから前嚢鑷子等でシャントを引っ張り出してスプリング剪刃等で眼外で切除する（図3）．シャントは伸展性があり牽引は容易であるが，牽引により長さが変わるため切除量を誤認しないよう注意する．

周辺虹彩前癒着眼

DSAEK ではグラフトの挿入および接着に必要な空気を前房内に留めるために十分な前房深度が必要となる．周辺虹彩前癒着があると，角膜内皮面積および前房容積が小さくなるため，そのままでは挿入できるグラフトサイズや注入可能な空気量が制限され，また空気の後房迷入が生じやすくなりグラフトの接着不良や内皮細胞減少のリスクが高まる．そのような症例では，グラフト挿入前に周辺虹彩前癒着をできるだけ解除して前房容積の担保を図る．癒着が軽度で限局している場合に

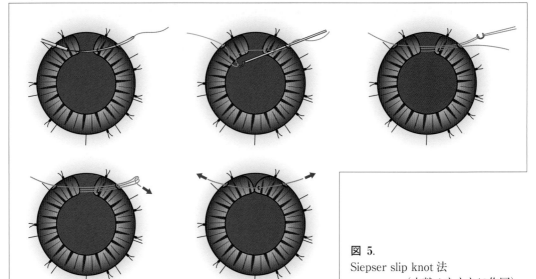

図 5.
Siepser slip knot 法
（文献 4 をもとに作図）

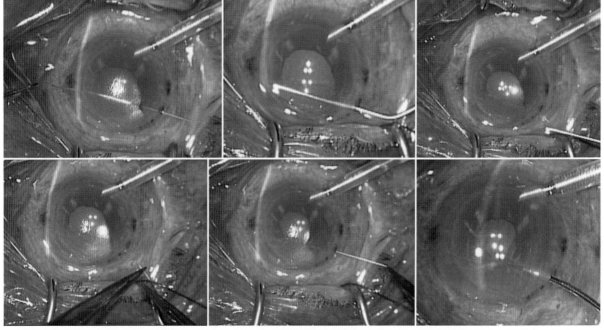

図 6. 虹彩縫合の実際
10-0 プロリン直針をサイドポートから挿入，虹彩通糸し針側の糸をプッシュプルでサイドポートから眼外へ
引き出し，そこで結紮して眼内へ引き戻し虹彩を縫合する．これを繰り返し，最後は八重式剪刃で切断する．

は前房メインテナーからの灌流下で完遂できる
が，癒着が強固で広範囲の場合は粘弾性物質下で
行うほうが容易である．解除には，癒着部の中央
側から灌流液または粘弾性につけた鈍針を角膜内
皮面に押し当てながら周辺方向へ進めていく．そ
の際，鈍針には 27 G のトップ針よりもザウダー針

等の平針を用いたほうが解除しやすい（図 4）．ま
た，モリゴニオスパーテルも有用である．解除時
に注意することは虹彩根部離断および出血であ
り，根部に過度な牽引や押し下げを行うと出血が
生じやすくなるため，癒着の範囲が広い場合はま
ず放射線方向に周辺部までの解除を数か所行って

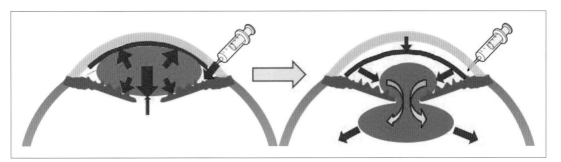

図 7. 空気の硝子体腔への迷入
空気の前房内過注入のほか，低硝子体圧の状態で空気が瞳孔領を覆うと陰圧がかかり，
前房内の空気が硝子体腔へ吸引される.

から左右に払って残りの癒着を解除したほうが出血を回避できる．また，隅角まで解除したほうがより多くの空気注入が可能となるが，隅角底は手術用顕微鏡下で視認できる範囲よりさらに周辺に存在するため，可能であれば鈍針やスパーテルの先端が1〜2 mm ほど見えなくなるところまで進めて周辺部の癒着を解除することが望ましい．最後に前房内を空気で全置換し，空気が周辺まで入るかで解除できていない部分の有無をチェックし，グラフトサイズを選択する.

麻痺性散瞳・瞳孔偏位眼

　麻痺性散瞳や瞳孔偏位があると空気が後房へ迷入しやすくなりグラフト接着が得られにくくなる．虹彩前癒着を伴っている症例では，前述の方法で癒着を解除するだけで瞳孔径の縮小，正円化が得られる場合があるが，解除しても残存する症例や前癒着がない症例では，グラフト挿入前に瞳孔形成を行う．瞳孔形成にはさまざまな方法があるが，筆者はSiepser の報告した slip knot 法[3)4)]を行っている（図5）．この方法は眼内法でサイドポートから施行可能であることが利点であるが，糸の把握が重要であるため事前にシミュレートしておくことが推奨される．縫合糸には10-0プロリン直針を用い，サイドポートから眼外へ糸を出す際にはプッシュプルを用いると操作しやすい．最後の切糸には八重式剪刃を用いている（図6）．注意点としては，眼内の視認性が低下しているためスリット照明等を用いて糸の状態を把握することと，虹彩縫合糸の断端がグラフトに当たらない長さとしておくことである.

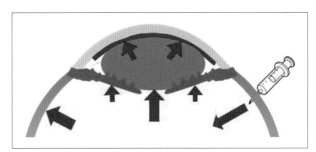

図 8. BSS 硝子体注射
前房内を空気で満たした状態で，角膜輪部より 3.5 mm の結膜上から 30 G 針で BSS を硝子体腔内へ注入し眼圧を上昇させる.

無水晶体眼，眼内レンズ縫着・強膜内固定眼

　水晶体隔壁が存在すると空気は前後房内に留まるためグラフトの接着が得られやすいが，隔壁が消失している無水晶体眼や眼内レンズの縫着・強膜内固定眼では容易に空気が硝子体腔へ迷入しグラフトの接着が得られにくい．術中に空気が硝子体腔へ迷入する機序としては，前房内への過剰な空気注入のほか，硝子体圧が低値となり前房に対する陰圧がかかり，前房から硝子体腔への吸引力が発生することが挙げられる（図7）．通常のDSAEK では前房内に十分に空気を注入後，BSS を前房内に加注して眼圧上昇を図るが，瞳孔領を空気が覆った状態でサイドポート等からBSS で前房内の眼圧を上げると上記の機序により空気が瞳孔領から硝子体腔へ吸引されてしまう．そのため，前房内に空気を留めたまま眼圧を上昇させるには，硝子体圧の上昇が必要となる．方法としては，瞳孔領を覆わない程度の空気量を前房内に入れた後，BSS を加注して硝子体圧を上昇させ，そ

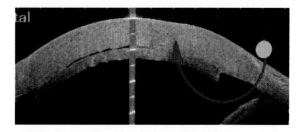

図 9.
グラフト縫合シェーマ
角膜周辺部より前房内へ穿通させ，そこから返して
グラフト→ホストの順に全層通糸する．

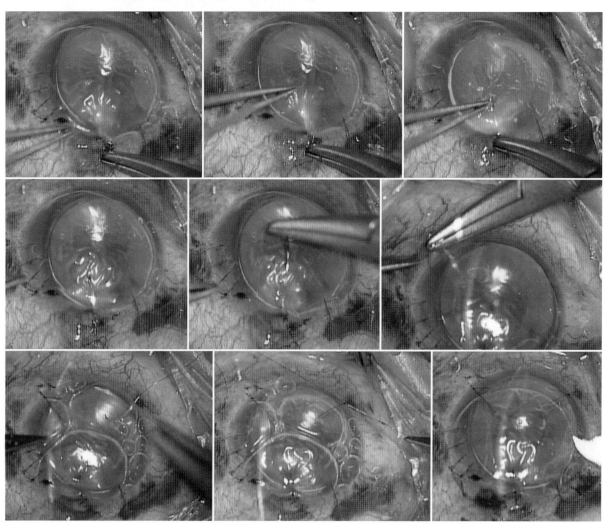

図 10. グラフト縫合の実際

の後に空気を前房内に加注する．しかし，無硝子体眼では加注後も眼圧がすぐに下降することが多く，そうなった場合には平針の先端を瞳孔領あるいは周辺虹彩切除部から後房側まで進めて空気下で硝子体圧の上昇を試みる．ただこの方法は平針を入れているサイドポートからリークして眼圧上昇が得られない場合があり，そのような症例では筆者らは BSS の硝子体注射を行っている．方法は

抗 VEGF 薬の場合と同様に，30 G 針を用いて角膜輪部から 3.5 mm の位置で強膜から刺入し眼圧上昇を確認して抜去する（図 8）．手技的には抗 VEGF 薬の場合と何も変わりなく，簡便さや合併症の低さについても経験上，文献上既知であるので安全性が高い[5)6)]．ただ，前房内を空気で全置換する前に行うと虹彩が前方移動して前房が消失してしまうため手順を間違わないようにする．ただ

前房が消失しても，眼圧を下降させれば元に戻るのでリカバーは可能である.

術後は仰臥位で前房内が空気で全置換されていても，座位になった瞬間に前房内から空気が消失して硝子体腔へ移動してしまうことが多く，通常のDSAEKより長時間仰臥位を維持する．一方，術後ブロックを生じても，抜去せず体位変換をするだけで解除が得られる.

グラフト縫合

以上述べてきた各難症例への対処法は，グラフトの接着を空気タンポナーデのみで得ることを前提としてきたが，いずれの方法でも前房内に空気を維持できない症例，ホストグラフト間のスペースが消失しない症例，あるいは術後経過でグラフトの接着が得られない症例ではグラフト縫合を考慮する．グラフト縫合に用いる糸針や手技は各施設によりさまざまであるが，筆者らはマニー社の10-0ナイロン強弯針(1410S)を用いている．針自体が通常用いる10-0ナイロン(1404S)より長くなっており，前房内からグラフトおよびホスト角膜を全層で通糸しても容易に針先を露出させることが可能である．方法は，まず可能な限り注入できる量の空気で前房内を置換後，角膜周辺部から前房内に刺入し，針を回旋させて前房内からグラフト→ホストの順に全層通糸させホスト角膜表面に針先を出す(図9，10)．最初の刺入位置は前房内での針の回旋に必要な距離を取るため輪部よりやや強膜側が望ましい．また，グラフト刺入後は針先の軌跡が中央側へ向かうとグラフトがずれたり皺になるため周辺側へ向くように手首の返しを意識して通糸を心がけ，針先が出た後も針のカーブを意識して回すように引き抜いてくるとグラフトが動きにくい．また縫合は，通常の創閉鎖のように締めるとグラフトにテンションがかかって縫合部の両横の部分がホストから浮いてしまうため，ホストグラフト間のスペースがなくなる程度に緩く縫合する．この縫合を症例に応じて1～4針行う．術後グラフトが菲薄化し浮腫が軽減すれば

接着が得られているので，その所見を認めれば術翌日でも抜糸は可能である.

この手技では，4針縫合でも各縫合を1回で成功させせれば内皮ロスはそれほど大きくないが，グラフトに皺が寄ったり縫合が強く浮いてしまったりして再通糸が増えると内皮への侵襲が大きくなるため，できるだけ1か所1回の通糸で完遂させることを心がける.

おわりに

以上，代表的な難症例とその対策法を列挙した．他にもさまざまな難症例やバリエーションがあるが，グラフトの内皮への接触，侵襲を最小限にする意識をもとに対応することが，良好な長期予後につながる.

文　献

1) Gorovoy MS：Descemet-stripping automated endothelial keratoplasty. Cornea, **25**：886-889, 2006.
2) Wakimasu K, Kitazawa K, Kayukawa K, et al：Five-year follow-up outcomes after Descemet's stripping automated endothelial keratoplasty：a retrospective study. BMJ Open Ophthalmol, **5**：e000354, 2020.
   Summary 濾過手術後のDSAEKは他の原疾患に比べ予後不良であることを示した文献.
3) Siepser SB：The closed chamber slipping suture technique for iris repair. Ann Ophthalmol, **26**：71-72, 1994.
4) Chang DF：Siepser slipknot for McCannel iris-suture fixation of subluxated intraocular lenses. J Cataract Refract Surg, **30**：1170-1176, 2004.
5) Day S, Acquah K, Mruthyunjaya P, et al：Ocular complications after anti-vascular endothelial growth factor therapy in Medicare patients with age-related macular degeneration. Am J Ophthalmol, **152**：266-272, 2011.
6) Benoist d'Azy C, Pereira B, Naughton G, et al：Antibioprophylaxis in Prevention of Endophthalmitis in Intravitreal Injection：A Systematic Review and Meta-Analysis. PLoS One, **11**：e0156431, 2016.

Monthly Book

OCULISTA
オクリスタ

2022.**10**月号

No.
115

知っておきたい！
眼科の保険診療

編集企画

柿田哲彦　柿田眼科院長
2022年10月発行　B5判　82頁
定価3,300円（本体3,000円＋税）

目次

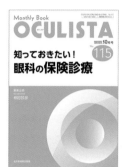

- 保険診療の基本
- 病名―診療報酬請求時に気をつけなければならないこと―
- 眼科検査、診療報酬請求の勘どころ
- 保険診療に必要な投薬の知識
- 処置料、注射手技料、麻酔手技料算定について
- 白内障手術の診療報酬請求
- 白内障手術以外の眼科手術全般の診療報酬請求
- 入院における保険請求の仕組みと注意点
- 眼科診療とDPC
- 眼科在宅医療の実際
- 査定・返戻への対応、個別指導の対象とならないための注意点

Monthly Book

OCULISTA
オクリスタ

2021.**3**月増大号

No.
96

眼科診療
ガイドラインの
活用法

編集企画

白根雅子　しらね眼科院長
2021年3月発行　B5判　156頁
定価5,500円（本体5,000円＋税）

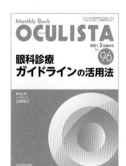

目次

- 緑内障診療ガイドラインについて
- ドライアイ診療ガイドラインについて
- 黄斑ジストロフィの診断ガイドラインについて
- 急性帯状潜在性網膜外層症（AZOOR）の診断ガイドラインについて
- 斜視に対するボツリヌス療法に関するガイドラインについて
- ぶどう膜炎診療ガイドラインについて
- 屈折矯正手術のガイドラインについて
- オルソケラトロジーガイドラインについて　など

全日本病院出版会

〒113-0033 東京都文京区本郷 3-16-4　Tel：03-5689-5989
www.zenniti.com　　　　　　　　　　　Fax：03-5689-8030

MB OCULI. No. 130：69-75, 2024

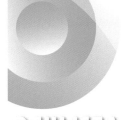

特集／Step up! 角膜移植術アップデート

角膜内皮移植
―DMEK―

横川英明[*1]　小林　顕[*2]

Key Words： デスメ膜角膜内皮移植術（Descemet membrane endothelial keratoplasty：DMEK），水疱性角膜症（bullous keratopathy），preloaded DMEK グラフト（preloaded DMEK graft），ダブルバブル法（double-bubble technique），把持法（graft holding technique）

Abstract： 2023 年現在における筆者らの DMEK 手技やコツを解説する．DMEK は，DSAEK に比べて，小切開，早期の良好な視力回復，低い拒絶反応リスク等の利点が多いため，熟練した術者による DMEK の選択が推奨される．日本における水疱性角膜症は，眼内レンズ強膜内固定後や無硝子体眼や濾過胞眼等の複雑症例が多いため，DMEK を行う場合は個々の症例に応じた工夫が必要である．Prestripped や preloaded の DMEK グラフトを使用すると，グラフト作成失敗のリスクを回避することができる．複雑症例に対しては，IOL 強膜内固定や瞳孔形成を行う段階的手術，ダブルバブル法と把持法を併用したグラフト展開，safety-net suture 法等の工夫がある．

DMEK の適応

　デスメ膜角膜内皮移植術（Descemet membrane endothelial keratoplasty：DMEK）は，デスメ膜内皮のみを移植する部分角膜移植であり，DSAEK（Descemet stripping automated endothelial keratoplasty）と比較して，小切開，早期に良好な視力を期待できる，拒絶反応リスクが低い等の多くの利点を持つ．これらの利点があるため，術者が DMEK に習熟している場合，DSAEK よりも DMEK を選択したほうが良いとされる[1]．ただし，複雑症例に対しては，術者が DSAEK に習熟している場合に ultrathin DSAEK を選択しても良い[1]~[3]．

日本における水疱性角膜症は，複雑症例が通常症例

　日本では，水疱性角膜症以外に異常のない単純症例は少なく，さまざまな問題を抱えた複雑症例が大多数（おおよそ2/3程度）を占める[4]．単純症例としては，フックス角膜内皮ジストロフィやレーザー虹彩切開術後水疱性角膜症が挙げられる．一方，複雑症例は，複雑な問題を持つ症例であり，リスクファクターとして眼内レンズ（IOL）不安定，虹彩形状異常，無硝子体，濾過胞，全層角膜移植既往，外傷既往等が併存している．複雑症例に対して DMEK を行う場合，個々の症例に応じた術式の工夫が必要である．

DMEK の手順

1．DMEK グラフト作成

　筆者らは，主に prestripped や preloaded の DMEK グラフトを使用している．Prestripped

---
[*1] Hideaki YOKOGAWA，〒920-8641　金沢市宝町13-1　金沢大学附属病院眼科，助教・病院臨床准教授
[*2] Akira KOBAYASHI，同，講師・病院臨床准教授

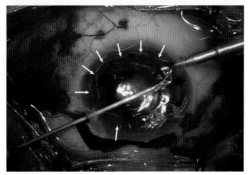

図 1. フックス角膜内皮ジストロフィに対する
DMEK におけるデスメ膜除去
空気灌流下で左手のデスメ膜鑷子でデスメ膜を
除去している. デスメ膜が除去された領域の境
界ライン(矢印)が視認される.

DMEK グラフトは, アイバンクにおいて, ドナー
のデスメ膜内皮を strip し, グラフトの表裏を判
別する S スタンプを刻印した状態のものである.
Preloaded DMEK グラフトは, さらにパンチし,
トリパンブルー染色し, グラフト挿入器具(グラ
スインジェクター)に装填した状態のものである.
Prestripped や preloaded DMEK グラフトを使用
すると, 術者はグラフト作成失敗のリスクを回避
し, 手術時間を短縮することができる. Pre-
stripped DMEK グラフトを術者がインジェク
ターに装填する場合と, preloaded DMEK グラフ
トを使用する場合とで, 術後成績に差はないと報
告されている[5].

　術者が DMEK グラフトを作成する場合は, デ
スメ膜内皮シートの周辺部を把持してゆっくりと
グラフトを剝離していく SCUBA(submerged
cornea using background away)法で行う. デス
メ膜下に液体を注入することでデスメ膜内皮シー
トを分離する Blister 法や, 最近では, ザマリスパ
ンチ(Janach 社)(ヨーグルトの蓋のような形に半
層打ち抜くパンチ)を使用するヨーグルト法とい
う方法も開発されている.

2. 器械のセッティング

　白内障と硝子体の同時手術用の器械を使用する
と, フットスイッチでの灌流オンオフ, 空気灌流,
硝子体カッター, ライトパイプ等が使用できるた
め, あらゆる状況に対応できる.

3. 切開創の作成

　角膜上皮浮腫で視認性の悪い場合は上皮を搔爬
して視認性を向上させる. 眼球コントロールのた
めの制御糸を置く(例えば 5 時方向に 7-0 バイクリ
ル). 上方アプローチまたは耳側アプローチで, 幅
2.4 mm 一面切開創, およびサイドポート 3 か所
を作成する.

4. デスメ膜除去(Descemetorhexis)

　空気灌流下でデスメ膜除去(Descemetorhexis)
を行うと, デスメ膜が除去された範囲を視認しや
すい(図 1). 逆シンスキーフックの先端を角膜後
面に押し当てて円形に切開する. 逆シンスキー
フックでデスメ膜を中央に寄せるように剝がし,
デスメ膜鑷子で除去する. グラフト径よりもやや
広め(直径 8 mm 以上)にデスメ膜片の残存がない
ように鑷子で除去する. 白内障同時手術の場合
は, 粘弾性物質下でデスメ膜除去を行っても良い.

5. 周辺虹彩切開

　空気瞳孔ブロックの予防目的で行う. 縮瞳させ
た状態で硝子体カッターの吸引圧を低くして虹彩
の下方周辺部に切開する.

6. グラフト挿入

　筆者らの使用している preloaded DMEK グラ
フトは内皮を外側にロールしている(endothe-
lium-outward). 挿入前にインジェクターを右左
に少し回転させて, ロールのエッジの動きや S ス
タンプをよく観察する. 可能であればグラフトの
表裏を正しくしておく. 次に灌流をオフにし, イ
ンジェクターのノズルを創に挿入する. シリンジ
をゆっくりと押すことにより, 水流でゆっくりと
グラフトを前房内に挿入する. 挿入されたグラフ
トが創口から飛び出さないように, 左手でサイド
ポートから水を抜くなどして前房圧を下げた状態
で, 左手で創口を押さえながらインジェクターの
ノズルを引き抜く.

7. グラフトの展開(図 2)

　展開操作によるドナー内皮傷害を最小限にする
ために, 最小回数の操作での展開を心がける. ま
ず, 挿入直後のグラフトをライトパイプでそのま

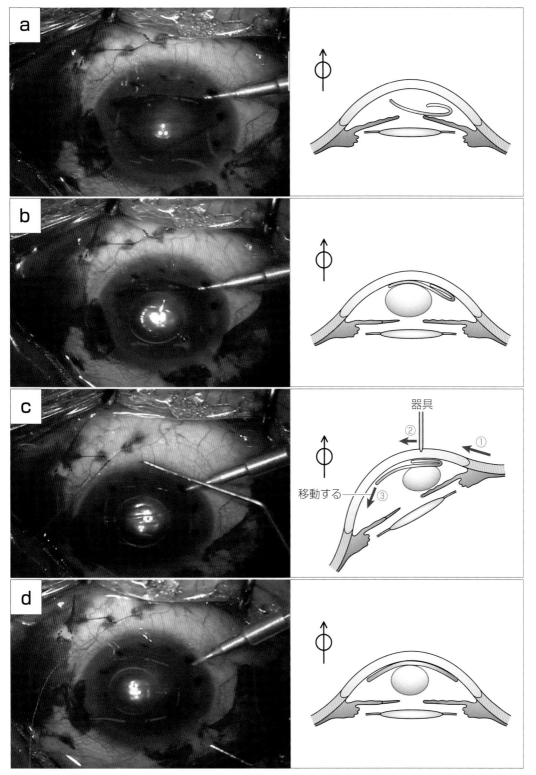

図 2. グラフト展開(図 1 と同症例)

a：前房を浅くすることで容易に展開可能であれば，タッピングで展開する．タッピングで表裏が正しく開きはじめた．

b：グラフトの下に小さいバブルを注入し，灌流を一時的にオンにして前房を深くした．表裏が正しくおおまかに開いてグラフトの下の小さなバブルで支えられた状態が得られた．

c：灌流オフの状態で，制御糸を用いて①方向に目を傾けて，②方向に角膜上から軽く素早くスイープすると，③方向にグラフトが移動した．

d：センタリングが完成すると同時に，エッジが開いた．

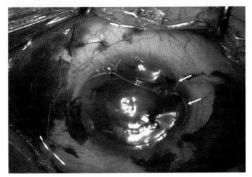

図 3. 空気留置(図 1 と同症例)
バブルエッジ(矢印)がグラフトエッジよりも外側でバブルが十分大きく、目を傾けたときにバブルに少し可動性があるくらいが適切な空気量である。眼圧は正常かやや高めで終了する。

まよく観察して表裏が正しいかを判断する。前房を浅くすることで容易に展開可能であれば、タッピングで展開する(図 2-a)。原則灌流オフで展開するが、前房が浅くなりすぎたときなど、フットスイッチで灌流を一時的にオンにすることで、前房の深さをコントロールする。デスメ膜鑷子でグラフト周辺を把持しながらタッピングして展開しても良い(把持法)[6]。DMEK グラフトの表裏が正しくおおまかに開いてグラフト下の小さなバブルで支えられた状態に持ち込むことを目標にする(図 2-b)。この状態に持ち込めば、このあとノータッチでセンタリングと展開を完成させることが、ほぼ全例で可能である。グラフトを移動させたい方向に眼球を傾けながら、同方向に軽く素早くスイープをすると、グラフトが移動する(図 2-c, d)。エッジが折りたたまっているときは、折りたたまれたエッジが水につかるように目を傾けて角膜上からバンピングするとエッジが開く。

8. 大きな空気留置

空気注入を追加して、十分に大きいバブルでタンポナーデする。ただし、あまり空気が多すぎると、周辺虹彩切開が開けてあっても術後に空気ブロックを起こすため、空気ブロックを起こさないくらいの量とする(図 3)。空気の代わりに 10〜20% の SF_6 ガスを留置しても良い(なお SF_6 は温室効果ガスである)。眼圧は正常かやや高めで終了する。ライトパイプや OCT 顕微鏡等を使用して、

DMEK グラフト接合状態を確認して手術を終了する。

9. 術後管理

術直後より 1 時間仰臥位を継続し、その後も空気がある間はなるべく仰臥位とする。術後約 2 時間の時点で診察し、眼圧上昇や空気ブロックが起きていないかをチェックする。術後 3 日程度で空気量が少なくなって、グラフトエッジの剥離が出現した場合には、前眼部 OCT で確認し、剥離範囲によっては空気再注入を行う。空気再注入を行うと、空気のサポート期間が長くなることでエッジの接着が得られる場合が多い。

複雑症例に対する術式の工夫

1. IOL 強膜内固定と瞳孔形成

水疱性角膜症に IOL 不安定や虹彩異常を併存している症例に対して、第 1 段階手術(preconditioning)として IOL 強膜内固定と瞳孔形成を行い、第 2 段階手術として DMEK を行うことがある(段階的手術)。瞳孔形成を行うことにより、周辺虹彩前癒着(PAS)形成の予防、IOL 虹彩捕獲の予防、収差の軽減、DMEK におけるグラフトの硝子体腔への落下予防、ガスの前房内保持を図ることができる。症例に応じて、DMEK と IOL 強膜内固定の同時手術を行っても良い(図 4)。

2. ダブルバブル法と把持法を併用したグラフト展開

IOL 強膜内固定後や無硝子体症例等、前房が深すぎるためにグラフト展開が困難な症例においては、ダブルバブル法[7]に把持法[6]を併用すると、確実にグラフトを展開できる(図 4)。グラフトの上に第 1 バブルを入れてある程度展開し、デスメ膜鑷子でエッジを把持する(図 4-a, b)。グラフトの下に第 2 バブルを入れて、表裏が正しくおおまかに開いてグラフト下の第 2 バブルで支えられた状態に持ち込む(図 4-c, d)。

3. Safety-net suture 法

無水晶体や無虹彩等、術中にドナーが硝子体腔へ落下する危険のある症例においては、safety-

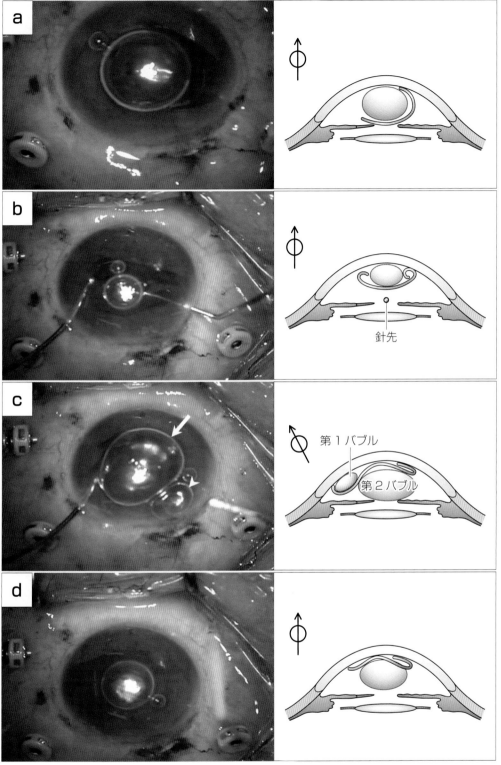

図 4. DMEK と IOL 強膜内固定の同時手術におけるダブルバブル法と把持法を併用したグラフト展開

a：グラフトロールの中に第 1 バブルを入れたところ，裏表が正しく開き，グラフトの上に第 1 バブルがある状態となった．

b：そのまま左手のデスメ膜鑷子でグラフトエッジを把持した．

c：左手でグラフトエッジを把持したまま，右手でグラフトの下に第 2 バブル（矢印）を注入すると，第 1 バブル（矢頭）は周辺に逃げた．この際，第 1 バブルは標高の高いほうへ逃げるので，そのように眼球を傾けながら行う．

d：第 1 バブルを除去し，左手の鑷子からグラフトを離した．表裏が正しくおおまかに開いて，グラフトの下の小さな第 2 バブルで支えられた状態が得られた．この後は，スイープ（図 2-c の操作）でセンタリングを完成させ，バンピングで展開を完成させることになる．

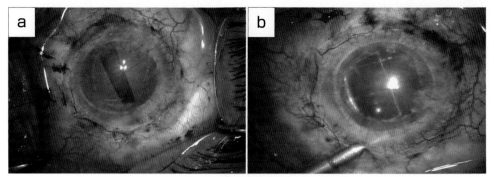

図 5. 外傷性無虹彩と全層移植既往眼に対する safety-net DMEK
　a：10-0 プロリン糸を隅角直上に水平 3 糸，垂直 3 糸通糸し，3 mm 四方の隙間のある safety-net を作成した．グラフトは，safety-net の上に乗るため，硝子体腔に落下しない．
　b：大きなバブルでグラフトを角膜後面に接合させた．この後，手術の最後に safety-net を除去する．

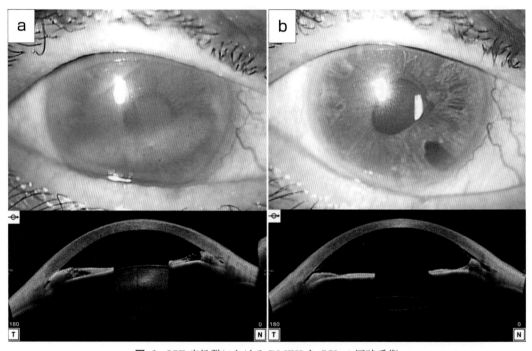

図 6. ICE 症候群における DMEK と GSL の同時手術
　a：術前に水疱性角膜症と広範な PAS と虹彩萎縮を認めた．
　b：DMEK と GSL に加えて，白内障手術，およびエチレンジアミン四酢酸(EDTA)によるカルシウム沈着除去も行った．術後 1 か月，角膜の透明化と視力の向上が得られた．

net suture を置くと術中落下を防止でき，DMEK を成功させることが可能である[8]（図5）．

4．DMEK と隅角癒着解離(GSL)の同時手術

虹彩角膜内皮症候群(ICE 症候群)では，上皮細胞様の異常内皮細胞がシュワルベ線を越えて隅角，虹彩上に異常増殖し広範な PAS 形成や虹彩萎縮をきたす疾患である．インドの Joshi と Vaddavalli は ICE 症候群に対する DMEK と GSL の同時手術を提案している[9]．全周 GSL を行い，マイクロ鑷子やマイクロ剪刀を用いて角膜周辺部や虹彩上の異常内皮細胞シートと虹彩表層を切除することで，DMEK グラフトを展開するスペースを作り，術後に PAS を再発しにくくすることができる．ぶどう膜炎がなくて広範に PAS を生じている場合や，上皮細胞様の異常内皮細胞が虹彩上へ進展していると考えられる場合では，症例によっ

てはこのような方法も1つかもしれない（図6）.

5．前房の視認性を高める

角膜混濁のために前房の視認性が悪い症例では，角膜上皮を掻爬する，オプチゾール GS®（ボシュロム社）を術中に滴下して脱水させる，空気灌流する，ライトパイプで斜めから前房を照らす，OCT 顕微鏡で可視化する等で，視認性を高めることができる．しかし，中心角膜厚 1,000 μm 以上に著しく肥厚した水疱性角膜症では，たとえこれらのテクニックを用いたとしても視認性不良のために DMEK グラフト展開不能となるため，DMEK よりも ultrathin DSAEK を選択したほうが良い[3].

6．低眼圧

濾過胞眼等で低眼圧が著しい症例では，術後にグラフトエッジ剥離が起こりやすい．グラフトエッジを縫着することは，エッジ剥離の予防にある程度有効である．また，濾過胞ウインドウまたは濾過胞内へ粘弾性物質を留置することにより，術中・術後の低眼圧を予防する方法もある．もし術後3日程度で空気量が少ない状態でグラフトエッジ剥離を認めた場合は，空気再注入を行う.

7．報告されているその他のテクニック

虹彩異常の症例に，近年 FDA に承認された CustomFlex® 人工虹彩移植を，DMEK 前に行うことが報告されている[10]．また，複雑症例に対して，内皮側を内側にして折りたたんだ DMEK グラフト（endothelium-inward）を前房内に引き込んで展開する方法の有用性も報告されている[11].

文　献

1) Feng MT, Price FW Jr, Price MO：Complex endothelial keratoplasty. Cornea（Mannis MJ, Holland EJ, eds）. Elsevier Mosby, Philadelphia, pp. 1403-1409, 2022.
   Summary 米国の代表的な角膜の教科書.
2) 横川英明, 小林　顕：難症例に対する角膜内皮移植術の攻略法を教えてください. あたらしい眼科, **38** 臨時増刊号：82-86, 2021.
3) Yokogawa H, Kobayashi A, Mori N, et al：Intraoperative optical coherence tomography-guided nanothin Descemet stripping automated endothelial keratoplasty in a patient with a remarkably thickened cornea. Am J Ophthalmol Case Rep, **25**：101414, 2022.
4) Nishino T, Kobayashi A, Yokogawa H, et al：A 10-year review of underlying diseases for endothelial keratoplasty（DSAEK/DMEK）in a tertiary referral hospital in Japan. Clin Ophthalmol, **12**：1359-1365, 2018.
5) Potts LB, Bauer AJ, Xu DN, et al：The Last 200 Surgeon-Loaded Descemet Membrane Endothelial Keratoplasty Tissue Versus the First 200 Preloaded Descemet Membrane Endothelial Keratoplasty Tissue. Cornea, **39**(10)：1261-1266, 2020.
   Summary Preloaded DMEK グラフトの安全性を示した論文.
6) Kobayashi A, Yokogawa H, Mori N, et al：Development of a Donor Tissue Holding Technique for Descemet's Membrane Endothelial Keratoplasty Using a 25-Gauge Graft Manipulator. Case Rep Ophthalmol, **9**(3)：431-438, 2018.
7) Hayashi T, Kobayashi A：Double-Bubble Technique in Descemet Membrane Endothelial Keratoplasty for Vitrectomized Eyes：A Case Series. Cornea, **37**(9)：1185-1188, 2018.
   Summary 無硝子体眼におけるダブルバブル法を解説した論文.
8) Berger O, Kriman J, Vasquez-Perez A, et al：Safety-Net Suture for Aphakic Descemet Membrane Endothelial Keratoplasty. Cornea, **41**(6)：789-791, 2022.
9) Joshi VP, Vaddavalli PK：Descemet Membrane Endothelial Keratoplasty and Goniosynechialysis in Iridocorneal Endothelial Syndrome：Surgical Perspective and Long-Term Outcomes. Cornea, **41**(11)：1418-1425, 2022.
10) Ang M, Tan D：Anterior segment reconstruction with artificial iris and Descemet membrane endothelial keratoplasty：a staged surgical approach. Br J Ophthalmol, **106**(7)：908-913, 2022.
11) Ong HS, Htoon HM, Ang M, et al："Endothelium-Out" and "Endothelium-In" Descemet Membrane Endothelial Keratoplasty（DMEK）Graft Insertion Techniques：A Systematic Review With Meta-Analysis. Front Med（Lausanne）, **9**：868533, 2022.

FAX による注文・住所変更届け

改定：2015 年 1 月

　毎度ご購読いただきましてありがとうございます．

　読者の皆様方に小社の本をより確実にお届けさせていただくために，FAX でのご注文・住所変更届けを受けつけております．この機会に是非ご利用ください．

◇ご利用方法

　FAX 専用注文書・住所変更届は，そのまま切り離して FAX 用紙としてご利用ください．また，注文の場合手続き終了後，ご購入商品と郵便振替用紙を同封してお送りいたします．**代金が 5,000 円をこえる場合，代金引換便とさせて頂きます．**その他，申し込み・変更届けの方法は電話，郵便はがきも同様です．

◇代金引換について

　本の代金が 5,000 円をこえる場合，代金引換とさせて頂きます．配達員が商品をお届けした際に，現金またはクレジットカード・デビットカードにて代金を配達員にお支払い下さい(本の代金＋消費税＋送料)．(※年間定期購読と同時に 5,000 円をこえるご注文を頂いた場合は代金引換とはなりません．郵便振替用紙を同封して発送いたします．代金後払いという形になります．送料は定期購読を含むご注文の場合は頂きません)

◇年間定期購読のお申し込みについて

　年間定期購読は，1 年分を前金で頂いておりますため，代金引換とはなりません．郵便振替用紙を本と同封または別送いたします．送料無料，また何月号からでもお申込み頂けます．

　毎年末，次年度定期購読のご案内をお送りいたしますので，定期購読更新のお手間が非常に少なく済みます．

◇住所変更届けについて

　年間購読をお申し込みされております方は，その期間中お届け先が変更します際，必ずご連絡下さいますようよろしくお願い致します．

◇取消，変更について

　取消，変更につきましては，お早めに FAX，お電話でお知らせ下さい．

　返品は，原則として受けつけておりませんが，返品の場合の郵送料はお客様負担とさせていただきます．その際は必ず小社へご連絡ください．

◇ご送本について

　ご送本につきましては，ご注文がありましてから約 1 週間前後とみていただきたいと思います．お急ぎの方は，ご注文の際にその旨をご記入ください．至急送らせていただきます．2〜3 日でお手元に届くように手配いたします．

◇個人情報の利用目的

　お客様から収集させていただいた個人情報，ご注文情報は本サービスを提供する目的(本の発送，ご注文内容の確認，問い合わせに対しての回答等)以外には利用することはございません．

　その他，ご不明な点は小社までご連絡ください．

株式会社 **全日本病院出版会**　〒113-0033 東京都文京区本郷 3-16-4-7 F
電話 03(5689)5989　FAX03(5689)8030　郵便振替口座 00160-9-58753

FAX 専用注文書

年　月　日

○印	MB　OCULISTA 5 周年記念書籍	定価(税込)	冊数
	すぐに役立つ眼科日常診療のポイント—私はこうしている—	10,450 円	

（本書籍は定期購読には含まれておりません）

○印	MB　OCULISTA	定価(税込)	冊数
	2024 年 1 月〜12 月定期購読 （送料弊社負担）	41,800 円	
	2023 年 1 月〜12 月定期購読 （送料弊社負担）	41,800 円	
	2022 年バックナンバーセット（No. 106〜117：計 12 冊）（送料弊社負担）	41,800 円	
	No. 120　今こそ学びたい！眼科手術手技の ABC 増大号	5,500 円	
	No. 108　「超」入門 眼瞼手術アトラス—術前診察から術後管理まで— 増大号	5,500 円	
	No. 96　眼科診療ガイドラインの活用法 増大号	5,500 円	

MB　OCULISTA バックナンバー （号数と冊数をご記入ください）

No.	/	冊	No.	/	冊	No.	/	冊
No.	/	冊	No.	/	冊	No.	/	冊

○印	PEPARS	定価(税込)	冊数
	2024 年 1 月〜12 月定期購読 （送料弊社負担）	42,020 円	
	PEPARS No. 195 顔面の美容外科 Basic & Advance 増大号	6,600 円	
	PEPARS No. 171 眼瞼の手術アトラス—手術の流れが見える— 増大号	5,720 円	

PEPARS バックナンバー （号数と冊数をご記入ください）

No.	/	冊	No.	/	冊	No.	/	冊
No.	/	冊	No.	/	冊	No.	/	冊

○印	書籍	定価(税込)	冊数
	ファーストステップ！子どもの視機能をみる—スクリーニングと外来診療—	7,480 円	
	目もとの上手なエイジング	2,750 円	
	ここからスタート！眼形成手術の基本手技	8,250 円	
	超アトラス 眼瞼手術—眼科・形成外科の考えるポイント—	10,780 円	

お名前	フリガナ ㊞	診療科
ご送付先	〒　　−　 □自宅　　□お勤め先	
電話番号		□自宅　　□お勤め先

雑誌・書籍の申し込み合計
5,000 円以上のご注文
は代金引換発送になります

―お問い合わせ先―
㈱全日本病院出版会営業部
電話　03(5689)5989

FAX　03(5689)8030

年　月　日

住 所 変 更 届 け

お 名 前	フリガナ	
お客様番号		毎回お送りしています封筒のお名前の右上に印字されております8ケタの番号をご記入下さい。
新お届け先	〒　　　　都道府県	
新電話番号	（　　　　　）	
変更日付	年　月　日より	月号より
旧お届け先	〒	

※ 年間購読を注文されております雑誌・書籍名に✓を付けて下さい。

- ☐ Monthly Book Orthopaedics （月刊誌）
- ☐ Monthly Book Derma. （月刊誌）
- ☐ Monthly Book Medical Rehabilitation （月刊誌）
- ☐ Monthly Book ENTONI （月刊誌）
- ☐ PEPARS （月刊誌）
- ☐ Monthly Book OCULISTA （月刊誌）

FAX 03-5689-8030

全日本病院出版会行

第 35 回日本眼瞼義眼床手術学会

会　期：2024 年 2 月 3 日(土)

会　長：森本　尚樹(京都大学大学院医学研究科形成外科学，教授)

会　場：京都リサーチパークサイエンスホール

　　　　　〒 600-8813　京都市下京区中堂寺南町 134

　　　　　JR　嵯峨野線(山陰線)　丹波口駅下車

テーマ：皮膚と角膜の再生医療

プログラム：

特別講演　「幹細胞による角膜の再生医療」

　　座長：森本　尚樹(京都大学大学院医学研究科形成外科学　教授)

　　講師：西田　幸二(大阪大学大学院医学系研究科　脳神経感覚器外科学(眼科学)　教授)

スポンサードシンポジウム　「皮膚と角膜の再生医療」

　　座長：外園　千恵(京都府立医科大学大学院医学研究科視覚機能再生外科学　教授)

　　　　　坂本　道治(京都大学大学院医学研究科形成外科学)

　　基調講演講師：外園　千恵(京都府立医科大学大学院医学研究科視覚機能再生外科学　教授)

　　シンポジスト：坂本　道治(京都大学大学院医学研究科形成外科学)

　　　　　　小泉　範子(同志社大学眼科)

　　　　　　冨田　大輔(東京歯科大学市川総合病院眼科)

　　共催：株式会社ジャパン・ティッシュエンジニアリング／帝人株式会社

ランチョンセミナー　「眼窩ブローアウト骨折における Best Practice を伝授する」(仮)

　　座長：嘉鳥　信忠(聖隷浜松病院眼形成眼窩外科　顧問)

　　演者：今川　幸宏(大阪回生病院眼形成手術センター　部長)

　　　　　渡辺　彰英(京都府立医科大学眼科学教室　学内講師)

　　共催：帝人メディカルテクノロジー株式会社

イブニングセミナー

　　座長：勝部　元紀(京都大学大学院医学研究科形成外科学)

　　演者：白壁　征夫(サフォクリニック六本木)

　　共催：TMSC 株式会社

　　その他　一般演題(口演)，企業展示・書籍展示

演題募集期間：2023 年 10 月 3 日(火)〜11 月 10 日(金)(予定)

事前参加登録期間：2023 年 10 月 3 日(火)〜2024 年 1 月 4 日(木)(予定)

学会 HP：https://convention.jtbcom.co.jp/gigan35/

事務局：

　　京都大学大学院医学研究科形成外科学

　　〒 606-8507　京都市左京区聖護院川原町 54

運営事務局：

　　第 35 回日本眼瞼義眼床手術学会　運営事務局

　　株式会社 JTB コミュニケーションデザイン　事業共創部

　　コンベンション第二事業局

　　〒 541-0056　大阪市中央区久太郎町 2-1-25　JTB ビル 8 階

　　TEL：06-4964-8869　FAX：06-4964-8804

　　E-mail：gigan35@jtbcom.co.jp

▲さらに詳しい情報は
HP を CHECK！

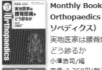

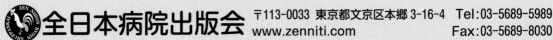

Monthly Book OCULISTA バックナンバー一覧

通常号 3,300 円(本体 3,000 円＋税)　　　増大号 5,500 円(本体 5,000 円＋税)

各目次等の詳しい内容はホームページ(www.zenniti.com)をご覧ください.

編集主幹：村上　晶　順天堂大学名誉教授
　　　　　　高橋　浩　日本医科大学名誉教授
　　　　　　堀　裕一　東邦大学教授

No. 130　編集企画：
林　孝彦　日本大学准教授

Monthly Book OCULISTA　No. 130

2024 年 1 月 15 日発行（毎月 15 日発行）
定価は表紙に表示してあります.
Printed in Japan

発行者　　　末　定　広　光
発行所　　　株式会社　全日本病院出版会
〒 113-0033 東京都文京区本郷 3 丁目 16 番 4 号 7 階
電話（03）5689-5989　Fax（03）5689-8030
郵便振替口座 00160-9-58753
印刷・製本　三報社印刷株式会社　　電話（03）3637-0005
広告取扱店　㈱メディカルブレーン　電話（03）3814-5980